中医外治特色疗法

临床技能提升丛书

总主编◎郭长青

主编◎郭长青（男）　郭长青（女）　郭妍

中医火针疗法

中国健康传媒集团

中国医药科技出版社

内 容 提 要

　　本书是一本关于火针的基本理论知识、常用穴位及临床治疗的专著，由北京中医药大学针灸推拿学院郭长青教授根据自己数十年的教学、临床经验及科学研究经历编写而成。本书分八章介绍火针的概论、火针常用穴位及火针对内科、外科、骨伤科、五官科、妇科、男科、皮肤科疾病的临床治疗。本书还配有图片，将火针疗法常用穴位以线条穴位图的方式清晰地呈现给读者，并配有身体各个部位具体操作的方法图解，具有直观性。全书内容丰富，图文并茂，实用性强，适合中医院校学生，中医临床初、中级针灸医师，以及广大中医爱好者阅读使用。

图书在版编目（CIP）数据

　　中医火针疗法 / 郭长青，郭长青，郭妍主编 .
北京 : 中国医药科技出版社，2025.3. --（中医外治特
色疗法临床技能提升丛书）. -- ISBN 978-7-5214-5205
-1

　　Ⅰ . R245.31

　　中国国家版本馆 CIP 数据核字第 2025FZ1289 号

美术编辑　陈君杞
版式设计　也　在

出版　**中国健康传媒集团** | 中国医药科技出版社
地址　北京市海淀区文慧园北路甲 22 号
邮编　100082
电话　发行：010-62227427　邮购：010-62236938
网址　www.cmstp.com
规格　710×1000mm $^1/_{16}$
印张　17 $^1/_4$
字数　299 千字
版次　2025 年 3 月第 1 版
印次　2025 年 3 月第 1 次印刷
印刷　北京印刷集团有限责任公司
经销　全国各地新华书店
书号　ISBN 978-7-5214-5205-1
定价　**55.00 元**

获取新书信息、投稿、
为图书纠错，请扫码
联系我们。

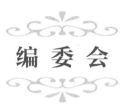

编委会

主　编　郭长青（男）　　郭长青（女）　　郭　妍

副主编　梁楚西　　　　赵瑞丽　　　　胡　波

　　　　　刘　聪　　　　蒋雨晨

编　委（按姓氏笔画排序）

　　　　　马芸瑄　　　　史晓伟　　　　邢龙飞

　　　　　邢振东　　　　刘乃刚　　　　许　悦

　　　　　段莲花

前言

　　针灸是我们中华民族的国粹，历经几千年，依旧"生机盎然"，其临床应用广泛，疗效显著，在中医学领域中占有重要地位。2010年11月，"中医针灸"被联合国教科文组织列入《人类非物质文化遗产代表作名录》，这表明针灸已走出国门，得到世界范围内的承认和尊重。目前临床上被广泛运用的针灸方法主要是毫针。火针疗法，是火与针的完美结合，将火的热能和针刺的功能融为一体，为临床针刺治疗提供了新思路。

　　20世纪60年代以来，在国医大师贺普仁教授和周楣声教授等的弘扬之下，火针疗法被越来越多的人熟知和应用，并取得了可喜的成绩。火针疗法以中医基础理论为指导，不仅对虚寒性疾病有独特的效果，针对实热型病证、局部病灶等均有很好的疗效，因此该疗法的适应证十分广泛，现已用于内科、外科、骨伤科、妇科、男科、皮肤科等多种疾病的治疗中。火针疗法在施术上以"红、准、快"为操作要领，所谓"红"，就是要将针身烧至通红至白亮；"准"，即进针时选穴要准，避免造成不必要的损伤；"快"，即进针出针要快。治疗方法看似可怕，但只要掌握好适应证和练就熟练的手法，并与患者做好沟通和说明，患者往往是可以接受的。在疗效方面，火针对某些疾病往往具有立竿见影的效果，现已引发越来越多学者的研究和临床医者的运用。

本书详细阐明了火针的中医理论来源和作用机制、火针疗法的治疗措施与郭长青教授的诊疗经验与思路。本书共八章。第一章概论，介绍火针的历史沿革、作用机制、功效、使用针具及操作方法、适应证、禁忌证及注意事项。第二章火针常用穴位，介绍了火针疗法所涉及的穴位，包括十四经穴和经外奇穴，分别从穴名释义、定位、解剖、主治、火针刺法及文献选摘六个方面详细阐述。第三章火针治疗内科疾病，从疾病的概述、病因病机、诊断要点、治疗方法及注意事项五个方面，详细介绍了头痛、眩晕、中风、咳嗽、胃痛、面神经麻痹等 13 个常见病证。第四章火针治疗外科疾病，包括颈淋巴结结核、甲状腺肿、下肢筋脉曲张、痔疮等 9 个常见病证。第五章火针治疗骨伤科疾病，包括颈椎病、肩关节周围炎、肱骨外上髁炎、腰椎间盘突出症等 13 个常见病证。第六章火针治疗五官科疾病，包括复发性口腔溃疡、过敏性鼻炎、结膜炎等 6 个常见病证。第七章火针治疗妇科、男科疾病，包括乳腺炎、痛经、子宫肌瘤、遗精、前列腺增生等 11 个常见病证。第八章火针治疗皮肤科疾病，包括黄褐斑、痤疮、荨麻疹、带状疱疹等 8 个常见病证。全书配有图片，将火针疗法常用穴位以线条穴位图的方式清晰地呈现给读者，并配有身体各个部位具体操作的方法图解，具有直观性。全书内容丰富，图文并茂，实用性强，适合中医院校学生，中医临床初、中级针灸医师，以及广大中医爱好者阅读使用。

本书旨在传播中医文化，让更多读者知晓火针疗法，进而促进中医针灸这一宝贵历史文化遗产在民间的传承和发展。因时间有限，书中的不足和疏漏之处，望广大同道予以谅解和指正。

郭长青

2025 年 1 月

目 录

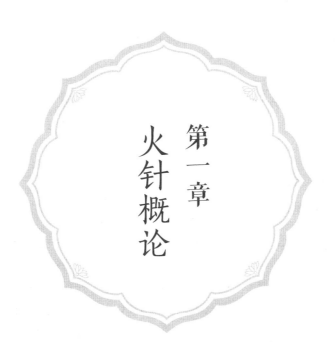

第一章
火针概论

火针古称燔针、焠刺、烧针、白针、煨针等，是将特制的针具烧红后，按一定的刺法刺于选定部位或穴位，从而达到治疗疾病目的的一种针刺方法。其临床应用广泛，对许多疾病治疗效果良好，现广泛应用于内科、外科、妇科、皮肤科、骨伤科及五官科等疾病的治疗。火针疗法经历了数千年的发展与积淀，经过历代医家的研究和临床实践，通过逐步改进、发展和完善，已成为当今针灸疗法中一个独特的治疗体系。

第一节　火针的历史沿革

一、古代源流

（一）萌芽阶段

火针的历史可追溯到先秦时期以前，《黄帝内经》第一次明确记载了火针疗法，全书中虽未出现"火针"二字，但记载了"燔针""焠刺"，后世认为此描写是火针的雏形。《灵枢·官针》云："凡刺有九，以应九变……九曰焠刺，焠刺者，刺燔针则取痹也。"《灵枢·经筋》也云："治在燔针劫刺，以知为数，以痛为输……"由此指出火针疗法是将针烧红后刺入体表的一种方法。而对于火针针具，《黄帝内经》也首次对其特点进行了描述，如《灵枢·九针十二原》载曰："九曰大针，长四寸……大针者，尖如梃，其锋微员……"此外，《黄帝内经》还记载了火针疗法的适应证与禁忌证，如《灵枢·寿夭刚柔》云："黄帝曰：刺寒痹内热者奈何？伯高答曰：刺布衣者，以火焠之，刺大人者，以药熨之。"《灵枢·经筋》中云："焠刺者，刺寒急也。"《素问·调经论》："病在筋，调之筋；病在骨，调之骨。燔针劫刺，其下及与急者；病在骨，焠针药熨。"《灵枢·四时气》载曰："转筋于阳治其阳，转筋于阴治其阴，皆卒刺之。"指出火针具有通利关节的作用，可以治疗痹证、寒证及经筋骨脉病证。《灵枢·经筋》"热则筋纵不收，无用燔针"，指出火针的适应证是寒痹，而禁忌证为热痹。

《黄帝内经》是我国现存最早的医学专著，其对火针刺法、针具以及其适应证、禁忌证等都有初步描述，但也只是作为九针之一对其进行阐述，对火针的整体认识也不够全面，如在论述火针的适应证和禁忌证时，提出火针只局限于寒证的治疗，而热证为使用禁忌，且对火针的刺法也并无详细的说明，证明火针在当时只处于萌芽阶段。

（二）发展阶段

汉代张仲景的《伤寒论》中称其为"烧针"，其中论述了用火针治疗伤寒表证，而且补充了《黄帝内经》中关于禁忌证的内容，如："荣气微者，加烧针，则血留不行，更发热而躁烦也"，指出营气虚，某些阳明里热证、太阳中风证、太阳伤寒证、少阴病都禁用火针；同时也提出了火针误治引起变证的补救措施，如"火逆下之，因烧针烦躁者，桂枝甘草龙骨牡蛎汤主之"等。

晋唐时期在火针的使用上突破了《黄帝内经》中仅限于治疗寒证的理论。晋代陈延之《小品方》首次提出"火针"一词，如其云："附骨疽，若失时不消成脓者，用火针……有石痈者……脓浅易为火针……"，指出外科附骨疽、石痈、瘘均是火针的适应证。晋代医家皇甫谧在《针灸甲乙经》中强调火针的适应证为寒证和痹证，并且肯定了"焠刺"是刺法之一，还提出火针治病必须考虑体质因素。

从以上可以看出在唐代以前，火针的发展都是以《黄帝内经》为基础，尤其在适应证上并没有有所突破。而在唐代之后，火针的治疗范围不只局限于痹证、筋骨病的治疗，已扩大到内科、外科、五官科以及急症的治疗；同时火针的选穴、操作、禁忌等问题均已提出，并有了火针治疗的医案记载。

唐代孙思邈比较全面地论述了火针的适应证、针具、制作、刺法、禁刺穴位等，如其《千金翼方》云："凡痈按之大坚者未有脓……用铍针。脓深难见，肉厚而生者，用火针。"《备急千金要方》云："凡项旁腋下先作瘰疬者……诸漏结核未破者，火针针使著核结中，无不瘥者。""治酒醉，牙齿涌血出方……烧钉令赤，注血孔中，止。""夫风眩之病……便火针针之，无不瘥者。""侠人中穴：火针，治马黄黄疸疫，通身并黄，语音已不转者。"说明已将火针用于外科疔肿、痈疽、瘰疬，内科黄疸、风眩，口腔科牙龈出血等疾病中，在原先基础上扩大了火针的治疗范围，同时还说明了火针在操作过程中要热，不热对人有损。此外，孙思邈对火针的禁忌穴位也提出了自己的看法，明确指出腹部的"巨阙、太仓、上下管，此之一行有六穴，忌火针也"。

宋代是火针疗法的兴盛时期，已开始用于内脏疾病的治疗。王执中在《针灸资生经》中记载了火针治疗心脾痛、腹痛、哮喘、腰痛等病例，在治疗五官科疾病方面,《圣济总录》:"凡目生顽翳者,可用火烧铜针轻点……点之不痛,勿用别法。"《太平圣惠方》卷第六十一则对痈疽用火针或不用火针的证型进行了分析。

汉晋唐宋时期有关火针的论述已突破了《黄帝内经》的范围,扩大了使用范围,已开始用于内科、外科等各种疾病,同时亦补充了火针的禁忌证,但尚未形成比较完善的理论基础,这一时期可以认为火针疗法处于百家争鸣的蓬勃发展阶段。

(三)成熟阶段

明清时期可谓是火针的相对成熟阶段,在此期间,有关"火针疗法"的记载非常多,其对火针针具、操作方法、适用范围和禁忌范围都有发展提高,特别是明代,有关火针的描述最为全面。

明代著作中,高武的《针灸聚英》对火针疗法有较全面的论述,在火针针具的质地和加热,针刺法和针刺深度,火针疗法的适应证,以及禁忌证等多方面都有很详尽的说明。如:"世之制火针者,皆用马衔铁……铁熟不生为上,莫如火炉中用废火箸制针为佳也。"首先提出制造火针要选用耐烧的熟铁;其认为烧针需要烧至通红;另外,在火针的刺法方面,高武强调火针进针要"准",强调刺火针针刺深浅要掌握适度,并且酒醉的人不可行针;在出针方面,其认为要"凡行火针,一针之后,疾速便去,不可久留。寻即以左手速按针孔上,则疼止,不按则疼甚"。在适应证方面,《针灸聚英》继承了前人的临床经验,运用火针治疗外科疾患和痹证,并明确记载了治疗这些疾病的操作方法。在禁忌证方面也提出"人身诸处皆可行针,面上忌之。凡季夏,大经血盛皆下流两脚,切忌妄行火针于两脚内及足,则溃脓肿疼难退。其如脚气多发于夏,血气湿气,皆聚向脚,或误行火针,则反加肿疼,不能行履也",说明面上忌用火针,及夏季不可用火针针刺两脚。《外科正宗》《外科启玄》里有关火针治疗外科疾患的详细论述,如火针可用于疮疡、瘰疬等症,如陈实功所著《外科正宗》云:"火针之法由来异,胜如服药并奇治,将针一点破皮囊,肿消痛止随游戏。治鱼口、便毒、横痃等症,用行药不得内消者。"李时珍在《本草纲目》里较全面地论述了用平头火针治疗目翳,曰:"其法用平头针如翳大小,烧赤,轻轻当翳中烙之,烙后翳破,即用除翳药傅点。"张景岳的《景岳全书》:"痈疽为患,无非气血壅滞,留结不行之所致,凡大结大滞者,最不易散,必欲散之,非藉火力不能速也……"薛己的《保婴撮要》则用病例方式说明了用火针治疗小儿气血虚甚的腋痛要"当先大补而用火针"，肝肾先天禀赋不足的漏疮、肌肉不生不能用火针治疗。以上均显示出明代是火针发展的鼎盛时期。

清代由于采取限制中医的措施，火针发展相对比较缓慢。清代医家吴仪洛《本草从新》将火针用于治疗眼科疾患。赵谦的《医门补要》论述了火针用于背腹部时的针刺方向以及火针的禁忌证，其曰："背与腹用火针，要斜刺方不伤内膜害人……凡头面，及疔疮，对口，搭背等症，俱不可用火针，闭毒助火生变。"吴谦总结了前人的经验归纳了火针的适应证，如其云："火针者，即古之燔针也。凡周身淫邪，或风或水，溢于机体，留而不能过关节，壅滞为病者，以此刺之。"

此阶段火针已逐步形成了较为完善的理论体系，广泛用于内科、外科、儿科、五官科等各种专科疾病的治疗，并且有大量医案记载，同时在刺法、适应证和禁忌证上有所拓展，此时期为火针疗法的成熟阶段。

（四）衰落阶段

至清道光二年（公元 1822 年），太医院中取消针灸科。在当时统治阶级的打压下，针灸开始走下坡路。到了民国时期，火针依然没有受到政府的重视，虽在民间有所应用，但依然无法阻挡其衰落趋势。直到中华人民共和国成立后，由于针灸得到普及和重视，火针疗法才得以重新发展。

二、现代发展

中华人民共和国成立后，在党和政府的高度重视下，针灸学科得到传承和发展，火针的发展历史翻开了崭新的一页。目前，火针的针具研究、刺法研究和临床应用的发展进入了一个新的鼎盛时期。

火针针具方面，传统中医火针发展至今，众多针灸名家都对其进行了继承、改良和创新，具有代表性的有师怀堂教授、贺普仁教授及刘恩明教授等所改革的新火针。山西师怀堂教授用金属钨制作火针，其规格和形状依据不同病种需要分为单头火针、多头火针、平头火针、勾火针、火铍针、火缇针共六种，分别根据疾病需要选择适宜针具。贺普仁教授根据患者与症状的不同、取穴不同，其火针所用材料均为钨锰合金钢，分为三种类型：第一类是细火针，直径 0.5mm，主要用于面部穴位，痛苦小，不留瘢痕，体质虚弱者及老年人也适宜用细火针；第二类为中粗火针，直径 0.8mm，适用范围比较广，除面部和肌肉组织较薄的部位外均可使用；第三类为粗火针，直径为 1.1mm 以上，主要适用于针刺病灶部位，如癥瘕、痞块、疮疡等处。刘恩明教授毫火针的发明更是开创了火针留针治疗的历史，将传统火针的直径缩小为 0.25~0.35mm，形同临床上所用的毫针，主要用于穴位的闪刺与留针，此法是火针功能的延伸与创新。另外，一些新型的火针针具如火针刀、电火针、激光火针等也相继出现，并应用于临床，也取得了良好的疗效。对火针刺法的研究方面，刺法也逐步扩充，如深速刺、深留刺、浅点刺、慢烙刺、速烙刺等，对火针的创新和发展起了重要的作用。

在临床应用范围的拓展上，根据文献报道，火针疗效突出的疾病达 80 余种，广泛应用于内科、外科、妇科、骨科、皮肤科以及五官科等疾病的治疗，且随着火针疗法的不断推广，其应用范围还会不断扩大。近几年来，火针已突破传统的主治范围，用于一些疑难杂症的治疗，如乳腺纤维瘤、外阴白斑、慢性结肠炎等均有较显著的疗效。如柴增辉运用火针治疗慢性结肠炎 60 例，火针针刺取穴以水分、中脘、天枢、关元、阴陵泉、命门、足三里为主，针刺后即刻出针。其中水分、中脘、天枢、关元穴的针刺深度不超过 3mm；阴陵泉、足三里刺入 10mm。结果显示总有效率为 85.0%。高映辉等采用火针留刺法治疗乳腺增生 40 例，快速刺入乳房压痛点、增生条束状硬结中心及周围 5~10 针，留针 15 分钟后出针，每周 1 次，4 次为 1 个疗程。结果显示 3 个疗程后，其治愈率为 65.0%，明显优于口服"乳癖消"的对照组。周以琴等采用火针治疗外阴白斑疗效观察结果显示，20 例患者中，痊愈 7 例，占 35%；显效 7 例，占 35%；好转 5 例，占 25%；无效 1 例，占 5%，总有效率为 95%，表明火针治疗外阴白斑有明显疗效。张钊运用火针治疗"网球肘"（肱骨外上髁炎），在常规消毒后，以火针针刺阿是穴、手三里、手五里、曲池等穴位。结果表明治疗 60 例患者，总有效率为 91.6%。陈强等采用火针治疗带状疱疹患者 313 例，临床痊愈率为 95.21%。火针治疗可迅速缓解疼痛，明显缩短病程，止痛、结痂效果显著。

总之，火针发展至今经历了初步形成、逐步完善及相对成熟三个阶段，其在各方面都获得了很大的成果。作为中医传统的治疗方法，火针具有见效快、操作方便等特点，随着临床推广应用及研究的进一步深入，其价值将会愈加显现。

第二节　火针的作用机制

一、中医认识

（一）借火助阳

火针通过针体加热，借助火的温热之性刺激机体的穴位，引热入体，鼓舞正气，振奋阳气，而达到治疗各种经气虚损、阳气衰弱疾病的目的。《素问·调经论》曰："血气者，喜温而恶寒，寒则泣不能流，温则消而去之。"张景岳《类经》云："燔针，烧针也。劫刺，因火气而劫散寒邪也。"因此，火针借其温热之性，可行、可通、可温、可散，促进气血运行，使血运通畅、气机调和，达到散寒止痛、祛湿消肿的目的。故《针灸聚英》云："若风湿寒三者，在于经络不出者，宜用火针……针假火力，故功效胜气针也。"

（二）开门祛邪

火针通过灼刺人体腧穴而启经脉之外门，且在治疗后机体都留下针眼，古人认为可使邪气从此孔而出。火针不仅可发散外感的风、寒、湿之邪，又可温煦体内阳气，化散内寒之邪。既可使脓、痛、痰浊、瘀血和水湿等有形之邪从针孔直接排出体外，又可祛除风、寒、暑、湿、燥、火等无形之邪，最终达到邪去正安的效果。正如《针灸聚英》所云"盖火针大开其孔穴，不塞其门，风邪从此而出……若风寒湿三者，在于经络不出者，宜用火针，以外发其邪"。

（三）以热引热

《素问·至真要大论》言"治寒以热，治热以寒"，此言其常。然而治热以热则为其变，临床中称之为"反治法"。《丹溪心法》记载"火以畅达，拔引热毒，此从治之意"。热证由于局部血气壅滞，火郁而毒生，往往出现红肿热痛或者痈疽成脓、破溃等多种表现。若早用、过用寒凉之法，可能造成湿热火毒之邪凉遏冰伏，不利于邪气的排出，或机体拒寒凉之药而不受，清热泻火之法没有发挥作用之机。运用反治之法，火性炎上，善升散，施用火针可引热、毒之邪外出，有"火郁发之""以热引热"之义，其借火之力，强开门户，透热转气，引热外出，使火热毒邪外散，使热清、毒解，达到事半功倍的效果。如明代龚居中《红炉点雪》所云"热病得火而解者，犹暑极反凉，自火郁发之之义也"。张景岳《类经》中曾对此解释曰："发，发越也……凡火所居，其有结聚敛伏者，不宜蔽遏，故当因其势而解之、散之、升之、扬之，如开其窗，如揭其被，皆谓之发。"

二、现代研究

（一）刺激痛敏结构，调整人体感痛系统

临床上用火针治疗各种疼痛有较好的疗效，还有研究表明火针的刺激对人体感痛系统的调整，如赵明华研究说明火针疗法可用于颈型颈椎病的疼痛等。关于其镇痛机制，有学者提出：火针治疗各种疼痛疗效显著与火针大的刺激量对人体感痛系统的调整有关。这种观点主要依据苏联生理学家乌赫托姆斯基提出的"第二优势灶"理论，该理论具体为"当疼痛发生时，在中枢神经系统内则形成一个兴奋灶，而火针治疗发生的刺激也可在中枢神经系统内建立另外一个兴奋灶。假如第2个兴奋灶的强度超过了第1个兴奋灶的话，那么第1个兴奋灶的兴奋性将被第2个兴奋灶抑制，而且第2个兴奋灶也会将第1个兴奋灶的兴奋性牵引过来。由于前者兴奋灶的兴奋性被抑制和牵引了过去，所以疼痛也就减退或消失了"。

火针在针刺过程中对机体的刺激量较大，且患者在接受火针针刺操作时的注意力也较为集中，所以火针的刺激在大脑皮层形成兴奋灶的强度也是较强的，因此，火针对第一个兴奋灶的牵引与抑制作用也较显著，故推测这是临床中火针疗法治疗各种疼痛病症往往能取得较好疗效的原因。

（二）改善血液流变

火针可以起到加速血流、改善血流变的作用，而血液流变学的发展促进了针灸治疗学的发展。贺普仁教授等曾对一些患者进行火针治愈前后的甲皱微循环，发现火针治疗后甲皱微循环得到明显的改善，如：血管管袢数目增多、增粗，局部血流量得到改善，血色变红，血流速度变快，血流态势好转。有研究以脑缺血再灌注损伤为模型，以火针为干预手段，来探求不同间隔火针预处理对脑缺血再灌注大鼠血液流变学的影响。通过研究发现，火针可以降低脑缺血再灌注大鼠的全血黏度。同时火针可使气血畅

通和加速，故疮口周围瘀积的气血可流动消散，以增强病灶周围的营养，促使组织再生，疮口自然愈合。因此有学者运用火针疗法治疗一些经久不愈的疮口或其他慢性溃疡，如破溃的瘰疬、臁疮等，可获生肌敛疮之效。

（三）改善血液循环，促进新陈代谢、组织修复及血管再生

有运用红外热像技术观察火针针刺的研究中，研究者借助红外热像仪观察火针针刺病变部位或局部穴位干预前后的变化，观察发现：火针治疗后，病变部位的温度明显升高，表明局部血液循环改善和局部组织代谢加强，这种反应有利于炎症等病理反应的消失和肌肉皮肤等正常组织的营养。火针针刺治疗膝骨关节炎的研究发现，火针可加速局部血液循环、淋巴循环，促进炎性渗出物的吸收，使痉挛的肌肉得以松弛，有利于组织修复、疼痛缓解。另外，火针治疗输卵管积水临床观察证实，火针可促进局部血液循环，提高新陈代谢，从而利于炎症吸收、消退。

火针刺激是一种伤害性刺激，这种刺激可造成新的良性伤害，可调动机体的自身调节手段，从而使体内许多生长因子在机体的统一调控下积极而有序地参与到创伤修复中，肉芽组织得以有序地生长，最终血管再生。此过程主要涉及 6- 酮 - 前列素 F1α、血管内皮生长因子（VEGF），其作用分别为抗血小板聚集、舒张血管，从而促进血液循环和诱导新生血管的形成，而火针干预可以提高 6- 酮 - 前列素 F1α 和 VEGF 的含量，增加病灶局部微血管数量，改善血液循环。

（四）调节血浆渗透压，降低神经兴奋性

中医学认为，肌肉抽搐乃筋失血养而致。用火针点刺抽搐、拘挛之局部，可促进气血运行，增加局部的血液供给，筋得血则筋柔而不拘急，抽搐自定。一项火针治疗中风后手指拘挛研究发现，火针刺激不仅能调整拘挛手指局部的血浆渗透压，还能加快局部组织代谢，降低或抑制拘挛手指局部周围神经的兴奋性，从而有利于手功能的进一步恢复。

（五）调整体液免疫，提高免疫能力及抗敏能力

高温加热后的火针快速刺激患部皮损或腧穴，在皮肤上形成红、热、痛或有局部充血的现象，引起机体微小组织损伤，导致肌纤维断裂、出血等超急性期局部组织反应，故火针的作用机制并不是单纯地激惹皮肤，而是可起到激活机体免疫反应的作用。中医学认为"形寒饮冷则伤肺"，通过

温热刺激，火针可温化肺之寒邪，疏通肺之经气，达到宣发、肃降，而喘息自止的目的。如在《针灸资生经》中记载"与人治哮喘，只缪肺俞，不缪他穴"。而现代研究也表明，火针具有调节体液免疫、抗过敏的作用，火针干预可通过降低异常增高的血清 IgE 水平，降低机体对过敏原的敏感性，减轻过敏原对人体的损害，抑制过敏介质的释放，达到体液免疫调节、抗过敏的作用。临床多项以火针为干预手段，以非小细胞肺癌化疗患者为研究对象的研究，得出火针具有增强机体免疫功能、抗肿瘤作用的结论。火针四花穴可增强机体免疫功能，主要是通过调节晚期非小细胞肺癌化疗患者的血清 TNF-α、IL-6 水平来实现的。

（六）调节白细胞，促进炎症消退、伤口愈合

火针治疗疮痈、疖肿、脱疽、丹毒和臁疮腿等感染性疾病就是通过对白细胞的调节作用实现的。吴珮玮等研究表明火针可以增强局部血液供应，促进白细胞的渗出并提高其吞噬功能，进而帮助炎症消退，使炎症局限化。基础研究发现，火针可明显降低急性痛风大鼠的关节肿胀度，机制为抑制滑膜及关节软骨中的 MMP-3 表达，减轻炎症细胞的浸润。火针同时可降低类风湿关节炎大鼠血清白介素 -1 和肿瘤坏死因子 -α 的含量，减轻关节局部肿胀度，改善滑膜病变，有效控制类风湿关节炎的病情发展。另外，火针灼热刺激皮肤，皮肤受到损伤释放出组胺样物质，使变性组织逐步溶解变成异体蛋白而被身体吸收，人体则呈现出一般性的全身反应，如白细胞计数增高、血糖量升高，血清中补体和凝集素等增加。火针抗炎作用的产生就是通过调节参与炎症反应的多种细胞因子的含量来实现的。

（七）高温灭菌，改善皮损并促进修复

火针可以通过高温杀灭各种致病菌，从而应用于皮肤病领域。痒症是一种发生在体表的不适，像虫虱叮咬，瘙痒无度。利用火针疗法可促进体表气血流动，加强营养，根据"血行风自灭"之理驱动风邪无存留之处，血足风散则痒止。

火针治疗痤疮临床研究发现，高温对皮损局部具有杀菌、消炎、祛腐的作用，祛腐方能生新。火针可有效地控制病灶的复发，这种作用是通过火针高温直接破坏增生肥大的皮脂腺细胞，使皮脂分泌减少，改变毛囊内微生物的生存环境实现的。火针能直接刺激毛囊，打开闭塞的毛囊口，使皮脂腺炎性物排出，促进了炎症的消散；并且能直接刺破囊肿的囊壁，使

脓血排出，祛腐生新，促进皮肤修复，防止瘢痕形成。

（八）促进神经再生与修复

目前治疗神经损伤的热点为诱导神经干细胞增殖并向神经元分化，以弥补其在细胞凋亡中的损失，从而促进神经修复。火针能够通过该途径发挥神经修复作用。基础研究表明，火针干预后的脊髓损伤模型大鼠血清能够促进离体状态下神经干细胞的增殖并促使其向神经元分化。火针疗法对中枢和外周神经均能起到保护作用。现代有关临床研究报道指出，以火针刺激病位及反射点，能迅速消除或改善局部组织水肿、充血、渗出、粘连、钙化、挛缩、缺血等病理变化，从而加快循环，旺盛代谢，使受损组织和神经重新恢复。

第三节　火针的功效

一、温通经络，行气活血

火针古称"燔针"，最初即用来驱散寒邪以治痹证及经筋病变。《素问·举痛论》云："寒气客于脉外则脉寒，脉寒则缩蜷，缩蜷则脉细急，细急则外引小络，故卒然而痛，得炅则痛立止。"《灵枢·官针》云："焠刺者，刺燔针则取痹也。"火针为有形无迹的热力，有温通经络、行气活血的功效。经络通，气血行，则痹阻于经络的寒湿之邪易被驱除，可用于治疗面神经麻痹、坐骨神经痛、肩周炎、脊神经炎、腰椎风湿症、类风湿关节炎等疾患，根据症状选择适宜经穴或固定痛点用火针灼刺，火针的温热刺激加速了病变局部的气血运行，有明显的除湿消肿止痛作用，同时携高温直达病所，在针体周围微小范围内，病变组织被烧灼甚至炭化，使粘连板滞的组织得以疏通松解，局部血液循环的状态发生改善。而全身各关节部位的扭伤及运动性损伤，虽不为寒湿所伤，也可用火针温运气血，活血化瘀，舒筋活络，促进损伤组织功能修复，迅速减轻患者的痛苦。

二、温阳扶正，升阳举陷

火针具有增强人体阳气、激发经气、调节脏腑功能的作用，所以能壮阳补虚、升阳举陷。明代张景岳《类经》云："燔针，烧针也。劫刺，因火气而劫散寒邪也。"火针不但治疗痹证、筋骨等多种疾病，也能调理脏腑用于各种内脏虚寒证，其温热刺激能够温肾阳、补脾阳。《针灸资生经》有"舍弟腰痛，出入甚艰。予用火针微微频刺肾俞。则行履如故"的病例，中医辨证属于肾阳虚衰的腰痛、阳痿、遗尿及癃闭等，火针点刺肾俞、命门、关元等穴位，凭借热力以温肾壮阳、填补命门之火，常有奇效。中焦虚寒所致的胃痛、腹泻等，用火针刺激中脘、脾俞、胃俞、足三里等穴位，火热之力刺激穴位，热能渗透入内，持续时间长，可温经散寒、强壮补虚，使血得热则散，气得热则行，从而温运中焦，振奋脾胃之阳。火针疗法既有温养脾胃肾的作用，且有益气升提之功。临床上常用此法治疗胃下垂、阴挺等病症，往往可获良效。

三、泻火解毒，引热达邪

无论古今皆以火针为"温法"，只限于祛寒不用于热证。但历代针灸理论和临床实践证明，火针对于一些属于火毒热邪的病患也确有奇效。属实热者可通过灼烙人体腧穴腠理，开启经脉之外门，给贼邪出路，以开门祛邪；属虚热者可用火针调和营卫，补阳益阴，使衰弱之功能旺盛，增强机体免疫力，调节自主神经功能以及肾上腺皮质功能，调整能量代谢。

《医宗金鉴·外科心法要诀》云："轻者使毒气随火而散，重者拔引郁毒，通彻内外，实良法也。"火针以热引热，借火热之力强开外门，使壅结的火毒直接外泄，可治疗一些火毒热证，如乳痈、痄腮及缠腰火丹等，同时对疔毒、痈疽等外科疾病也有较好的引热拔毒作用，目前其临床效果已得到证实。比如对带状疱疹后遗神经痛的治疗，在明显痛点处及其 2cm 半径范围内火针焠刺，先于痛点中心垂直点刺后，四周方向的针尖均朝向痛点中心斜刺。运用《灵枢·官针》所谓"正内一，傍内四，而浮之"的扬刺法，可协同正针共奏清泻肝经火毒、消除气血瘀滞、以止腠理火燎之效。小儿痄腮用细火针在面颊部穴位点刺及在肿胀处散刺，1 次施术可使漫肿渐消，体温下降，2~3 次后肿痛全消。

四、去腐排脓，生肌敛疮

火针焠刺祛腐排脓既简单方便又排脓彻底，药物难以代之，曾是一种广为流传的方法。《针灸大成》曰："宜破痈疽发背，溃脓在内，外面皮无头者。但按毒上软处是以溃脓；其阔大者，按头尾及中以墨点记，宜下三针，决破出脓，一针肿上，不可按之，即以手指从两旁捻之，令脓随手而出。"

《外科精义》云："夫痈疽既作，毒热聚攻，蚀及膏膜肌肉腐烂，若不针烙，毒气无从而解，脓瘀无从而泄。"临床此法既简单方便又排脓彻底，对外科常见的体表化脓性炎症，只要是已经成脓的脓肿都可放心使用。

火针借助于烧烙之力，可使局部病灶组织的病原体，因直接接触灼烙烧伤而死亡，并改善疮口周围硬肌腐肉恢复生机而复活，同时火针的温热之性能加速气血运行，促进疮口组织的物质代谢，加速疮面愈合，因此火针在临床上对一些经久不愈的疮口，或慢性溃疡具有促进生肌敛疮之功，在治疗顽固、重危痈疡方面疗效显著，尤其对用药物久治不愈的痈疡、瘰疬、流痰等病症有显著效果。

五、祛风止痒，止痉除麻

火针具有通经活络，行气活血而止痒、止痉、消除麻木的功效，临床治疗瘙痒、痉挛及麻木之类的疾病，收效颇佳。

瘙痒是一种发生在体表的不适甚至痛苦的感觉，如虱虫叮咬瘙痒无度。古人认为诸般痒症既属虚亦属风。《诸病源候论》称为"风痒""风瘙痒"。《外科证治全书》云："遍身瘙痒，并无疮疥，搔之不止。"皮肤瘙痒一症，多与细胞免疫功能下降、皮脂腺功能减退、皮肤干燥或退行性萎缩有关，火针焠刺温通经络，行气活血，促进气血流动，驱动风邪无处存留，血足风散则痒止。

肌肉痉挛多由于阴血亏虚，筋脉失养、肝风内动所致。火针的温养之性可加快气血运行，增加局部血供，筋脉得血养则抽搐，痉挛可停。火针适用于颜面的抽动，治疗时多选用细火针，点刺局部。

麻木是一种感觉失常的病证，局部不红不肿，感觉非痛非痒，只以麻木为主，为卫阳不足，外邪壅滞经络，阳气不能帅血濡养肌肤所致。细火针散刺麻木之处，经过1~3次施术，可以温通助阳，引阳达络，使气血畅行，麻木自除。

六、软坚散结，消肿止痛

火针点刺具有消癥散结的作用，《针灸聚英》云："破痈坚积结瘤等，皆以火针猛热可用。""凡癥块结积之病，甚宜火针。"火针可治疗各种因气、血、痰、湿等病理产物积聚而形成的肿块、包块，无论在体表，或聚结在体内，均有不同程度的疗效，尤其对用药物久治不愈的痰核瘰疬、鸡眼、脂瘤、胶瘤、粉瘤、纤维瘤等病症有显著效果。因其可破坏病变组织，激发自身对坏死组织的吸收，通过多次散刺及每次治疗后一段时间的休整，机体对灼伤组织充分吸收、新陈代谢，条索状筋结物逐渐缩小直至消失，从而达到治疗目的。火针还可治疗痣、疣、赘肉等常见的皮肤疾患，故通过针刺火灼，针达皮肤基底层后迅速出针，病变处立即结痂，约10天后黑色痂自行脱落，新生皮肤逐渐与周围正常组织相同。

第四节　针具及操作方法

一、针具

（一）针具组成

火针针具由针尖、针身、针根、针柄、针尾组成。

1 针尖

针的尖端锋锐部分；针尖不宜太尖锐，应以圆钝为宜，否则易折断。

2 针身

针尖与针柄之间的部分，是火针的主要部分；针身应光滑挺直，且坚硬，能耐高温，保持不弯不折。

3 针根

针身与针柄的连接处，此处应经常查看是否有腐蚀。

4 针柄

针柄是施术者手握持之处，应隔热，古代多用角质或竹木包裹，现代多用细铜丝旋卷成螺旋状或"蟠龙"状。针柄一般以3~4cm长为宜。

（二）针具分类

现代临床上已有几十种火针针具，可分为如下几类。

1 按针具粗细分类

①粗火针：直径为 1.1mm 以上，主要适用于针刺病灶部位，如癥瘕、痞块、疮疡等处；②中粗火针：直径 0.8mm，适用范围比较广，除面部和肌肉组织较薄的部位外均可使用；③细火针：直径 0.5mm，主要用于面部穴位，痛苦小，不留瘢痕，体质虚弱者及老年人也适宜用细火针。

2 按火针针体分类

①直线型火针：粗细有别，主要用于针刺腧穴；②非直线型火针：包括曲型火针、环型火针、钩型火针、扁平型火针等，主要用于体表的烙割破放及美容等。

3 按针尖分类

有圆尖火针、非圆尖火针、单头火针、多头火针。平头火针、三棱火针为非圆尖火针，三头火针、五头火针为多头火针。

①单头火针：为单一针头的火针，针体由耐高温材料制成，分为粗、细、中三种型号；②多头火针：三支细火针针身缠为一体，针身长 3cm，暴露 3 支针头 1cm。主要用于祛除面部的扁平疣、雀斑及体表的疣、痣等；③平头火针：也叫扁头火针，直径 1.2mm，同粗火针，前端 0.5cm 是扁平的，呈剑状，顶端与两边为锋利的刃口，使用时将锋尖烧红，然后对病变部位进行灼割，主要用于消除斑、痣、胬肉、皮赘及切开引流、排脓放血等。

4 按加热形式分类

①火加热：凡以火源形式加热的火针，均为用火加热火针；②电火针：使用时首先对针体加热至 600℃以上，然后进行针刺操作；③激光火针：巧妙地通过机体对激光烧灼穴位引起的应激反应，来改变病变关节对抗原－抗体复合物的免疫耐受状态。

5 按使用方法分类

有手动刺入的火针、机械刺入的火针。弹簧火针是机械刺入火针的一种，具有进针迅速、易于掌握深度的特点。

6 按使用次数分类

①一次性火针：如毫火针属一次性火针；②多次性使用火针：大部分属于此类，由于反复使用，需要随时养护。养护时需先用酒精灯烧一下消毒，再用最细的砂纸或砂布等来清理针体上的氧化层等附着物。对于变形了的针体，要恢复原形，随时保持针体的光洁度和干净无菌。

7 按专用与非专用分类

①美容火针：是面部美容专用的火针，分为平头火针、圈头火针、尖头火针、平圈火针、铲子头火针；②毫火针：为刘恩明教授创新的火针疗法所用针具，直径为 0.25~0.35mm，形同 28~33 号的毫针。可以根据针刺的部位不同，选用不同的直径和长度的火针。用于身体包括面部等各个部位，擅长用于穴位的留针，治疗面瘫、面肌痉挛、三叉神经痛及美容，疗效甚好；③大头针：由著名针灸专家周楣声教授倡导的一种代针法。具体操作是用血管钳夹住大头针尾部不得晃动，在酒精灯上将针尖烧红发亮，对准相应穴位，垂直刺入 1mm 左右，一刺即去。多用于头皮、关节等皮下组织薄少之处；④师氏火针：由师怀堂教授改革的新九针，包括六种型号，即单头火针、多头火针、平头火针、勾火针、火铍针、火锟针；⑤贺氏火针：由当代针灸学家贺普仁教授用钨锰合金制作的火针，其规格和形状分为粗、中粗、细、平头、多头、三棱六种火针，根据病种需要及治疗用途的不同而按需选择。

（三）应用选择

火针针具的选择与疗效有直接而密切的关系，因此，治疗前必须根据病情或部位选用适合的针具。从古至今，火针刺法遵循以下两条规则：一是当割则割，当刺则刺，针具因症而取，因病而变，不可拘泥；二是强者择粗，嫩处择细，软部择中，其粗细因人而异，即对老幼强弱之体、肌肉薄丰之处与下阴、肛、腹等松软部位，皮质粗细均应区别对待，择针而用。

粗火针的主要针刺病灶部位，如窦道、淋巴结核、痈疽、囊肿、结节、下肢静脉曲张等；中粗火针应用范围比较广泛，除面部穴位及肌肉较薄的部位外，其他的穴位和部位均可用中粗火针施术；细火针适用于肢体肌肉较薄的部位、老人、儿童及体质虚弱的患者；平头火针适用于内眼角赘生物、浅表溃疡、皮炎、老年斑等；多头火针用于点痣、血管瘤、内痔等；毫火针可用于各类人群的全身各部穴位及病症，刺针、留针，随症而由之。

二、操作流程

（一）术前准备

1 施术环境及器具准备

施术之处所必须干净、卫生、避风寒、室内温度适宜，光线充足，有屏隔。必须准备不同规格的火针以及酒精灯、常规消毒用具、火罐等。术前，施术者要根据患者的性别、年龄、胖瘦、体质的强弱、病情的虚实、病变的部位，选取粗细适宜的针具。

2 体位

根据针刺部位选择适宜的体位：①仰卧位：适用于头面、胸腹以及四肢前面部位腧穴的施术；②俯卧位：适用于头项、背、腰、臀以及四肢后面部位的腧穴施术；③侧卧位：适用于身体侧面以及上、下肢部分腧穴的施术；④仰靠坐位：适用于前头、颜面、颈、胸以及上、下肢部分腧穴的施术；⑤俯伏坐位：适用于后头、项、背部及小腿部腧穴的施术；⑥侧伏坐位：适用于头部的一侧面颊及耳前后部位的腧穴施术。

3 选穴定位

除了直接针刺病灶局部外，还可根据疾病辨证选择相应的经穴，但不论是选择经穴，还是寻找压痛点，都要在消毒针刺之前，在选定的穴位上加以标记，一般都是用拇指指甲掐个"十"字，以保证针刺的准确性。

4 消毒

对受术部位的穴位应严格遵照常规消毒法执行，定好穴位后，用75%乙醇以穴位为中心向四周画同心圆消毒，待乙醇干后再刺。注意无菌消毒法，避免再污染，溃疡等破损部位消毒可用无菌蒸馏水等擦拭冲洗即可。

5 安慰

施术前应给患者解释火针的感应，使患者消除畏惧心理，正如古人所云"凡行火针，必先安慰病人，令勿惊心"，此举甚为重要，可使患者更加配合，更易达到治疗效果。

（二）烧针

烧针是使用火针的关键步骤。烧针的原则，《备急千金要方》《针灸聚英》等古代文献中多有较详细的记载。《针灸大成·火针》中说："火针……灯上烧令通红，用方有功。若不红，不能去病，反损于人。"火针烧针要求一个字"红"，即通红，红极，红透。

现代临床烧针主要用的是乙醇，多使用酒精灯或蘸有乙醇的棉球。乙醇的火焰热度高，无烟无味，烧后针体只产生薄薄一层氧化膜而无炭黑。用酒精灯烧针是较为方便的烧针方法。酒精灯的火焰分为内外两层，火焰上 1/3 处为热度最高点，是火针烧针的最佳位置。临床上为使用方便，也可用乙醇棉球加热针体，使用时棉球大小要适中，球形，以保证火焰集中。棉球蘸入的乙醇不要太饱，用止血钳夹住乙醇棉球，卡住，勿使棉球脱落，防止点燃后落下造成伤害。

烧针时先加热针身，再加热针头，若针体红而不匀，则上下微微移动针体，使之全红。烧针的长度需略大于刺入深度，以保证火力可完全达到。烧针时间应视针具粗细不同而各异，但都应保证烧灼程度具有足够的效力。根据治疗需要，火针烧灼的程度有两种，即将针烧至通红白亮，或火色微红。针刺深者浅者，或速入疾出，或驻穴留针，或轻浅点刺，均须将针烧透至白亮；如属浅表皮肤的烙熨法，则将针烧至火色微红，在表皮部位轻而稍慢地烙熨；如是切割，针体必须烧得红透，一割一烧，不能从简。

具体操作：点燃酒精灯或乙醇棉球，左手持酒精灯或乙醇棉球，靠近针刺的穴位或部位，右手以持笔式持针，将针尖及针体伸入外焰，根据针刺需要的深度决定针体烧红的长度，进行烧针。

（三）进针

施术者在进针时，应全神贯注，趁着针红，迅速准确地将烧红的针具刺入选取的部位，并快速将针拔出，其要诀就是一个字即"快"，不仅可以减轻患者的痛苦，还可提高疗效。正如高武在《针灸聚英》中所说："火针虽则视之畏人，其针下快疾，一针便去，疼不久也。"

（四）出针

火针针后主要是出针方法及出针后的处置问题，是整个刺法过程中的最后一个操作环节。

火针出针时，除特殊需要处理外，施术者应用消毒干棉球及时按压针孔片刻，一方面可以止痛，另一方面可以避免感染。毫火针留刺后出针的方法类似于毫针，一般是以左手拇食两指持消毒干棉球轻轻按压于针刺部位，右手持针作轻微的小幅度捻转，使针体松动后，再随势将针缓缓提至皮下，然后出针。切记不可猛拔，给病人带来痛苦。对于刺后需要出血者，可不必按压针孔，待其停止出血后，再用消毒干棉球擦拭即可。如需排脓，则需将脓清除干净后，贴敷创可贴，以免感染。出针后还要询问患者针刺部位有无不适感，对于留刺的针要检查核对针数有无遗漏，还应注意有无晕针延迟反应征象。

火针针孔的处理，要视针刺深浅及针体粗细而定，细火针、毫火针一般不需作特殊处理。中粗以上火针，出针后需处理的，用消毒纱布贴敷，胶布固定，或用创可贴贴敷 1~2 天，以防感染。火针治疗后，针眼处皮肤可出现微红、灼热、轻度肿痛、痒等症状，属于正常现象，不用处理。在针眼局部呈现红晕或红肿未能完全消失时，则应避免洗浴，以防感染。

各个部位具体操作如下所示。（图 1-4-1~ 图 1-4-15）

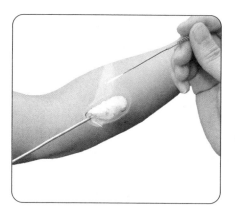

图 1-4-1　上肢：烧针

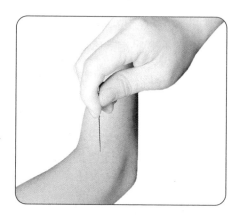

图 1-4-2　上肢：进针

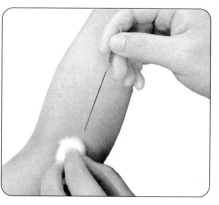

图 1-4-3　上肢：出针

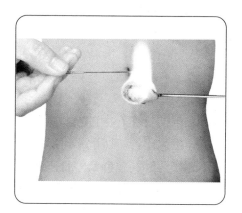

图 1-4-4　腹部：烧针

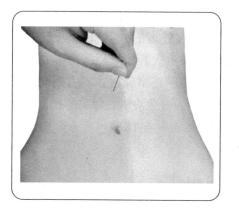

图 1-4-5　腹部：进针

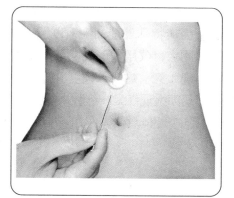

图 1-4-6　腹部：出针

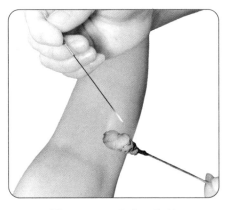

图 1-4-7　下肢：烧针

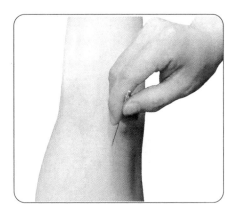

图 1-4-8　下肢：进针

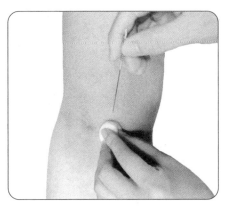

图 1-4-9　下肢：出针

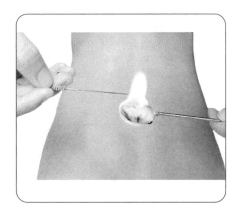

图 1-4-10　背部：烧针

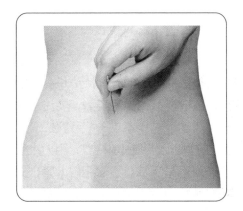

图 1-4-11　背部：进针

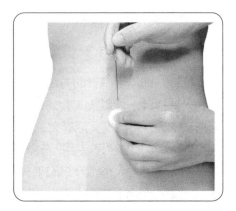

图 1-4-12　背部：出针

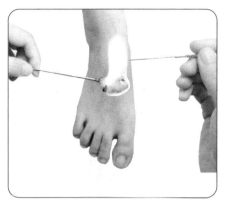

图 1-4-13 足部：烧针

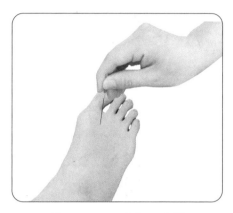

图 1-4-14 足部：进针

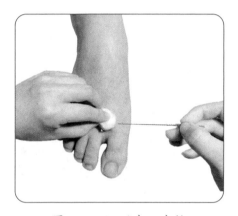

图 1-4-15 足部：出针

三、操作要领

（一）持针要点

持针，即用手拿针的方法，火针的持法与毫针等其他针具持法是有差别的。火针持针一般以大、食、中三指持针，执针姿势如握笔姿势，要注意做到指实掌虚，腕部需灵活有力，要点在于"手指实""手掌虚""手背圆"。

"手指实"的意思是手指皆需确实地压在针柄上，稳固地持着，用力太大则针易折，用力太小则针易脱手；"手心虚"意思是手掌心不需绷得太紧，适度并足以灵活运针即可；"手背圆"是形容执针时，手掌背圆弧且上竖的样子。

（二）进针要领

火针疗法以"红""准""快"为治疗关键点，其中的"准""快"即为进针要领。因火针进针迅速，针刺后不能再变动，如果进针不准确，一方面不能再调整，另一方面加大针刺数量，则增加患者的痛苦，治疗效果受影响。所以必须准确有效地针刺部位，可在针刺前做"十"字标志辅助进针。

（三）刺法分类

1 根据针刺范围及数量分类

可以分为以下四种。①点刺法：根据临床辨证归经，在经穴上进行点刺；或是"以痛为腧"，在病灶明显压痛点处点刺。选用细火针或中粗火针，进针深度较毫针浅。②散刺法：在病灶部位进行疏散针刺，多选用细火针，进针较浅，多用于皮肤瘙痒、手足麻木等病症。③密刺法：在病灶局部密集针刺，主要用于皮肤类疾病，皮肤厚硬处选用粗火针，反之用中粗火针，深度以刚接触到正常组织为准。④围刺法：围绕病灶周围进行针刺，主要用于皮肤科、外科疾病，使用中粗火针，视病灶深浅而刺。

2 根据进针深度及速度分类

可以分为以下三种。①深而速刺法：主要应用于细火针、中火针，此法刺入较深，即将火针烧至白亮，速进速出，或速进缓出。②浅而点刺法：主要应用于粗火针、平头火针、三头火针，将火针在酒精灯上烧好后，在人体表皮轻点即刻提离，并以消毒干棉球轻按针孔以止痛。③慢而烙熨法：主要使用平头火针、三头火针，将针烧至微红，在施术部位表皮轻而稍慢地烙烫。

3 特殊刺法

①烙熨法：是将火针在病灶皮肤表面轻而缓慢地烙熨的一种治疗方法。此法多使用平头火针，一般多用于治疗色素痣、老人斑、雀斑、扁平疣、白癜风以及疣、赘等，如传染性软疣、寻常疣等。②割治法：是将火针在病灶底部，平皮肤表面迅速割治，以清除病灶。此法在操作时，多用止血钳或镊子将病灶顶部夹起，再施术，而针具则多选用三棱火针或弯刀形针尖的火针，将病灶割除。一般临床多用于治疗外痔或赘生物较大者，当赘生物较多时，可分批治疗，如治疗丝状疣。

（四）进针速度

根据进针速度及是否留针分为速刺法和慢刺法。

①速刺法：又称快刺法，是将火针快速刺入腧穴，又快速出针的一种方法，一般进针和出针约 1/10 秒。此法治疗快速、省时，患者痛苦小，又能荡涤病邪，激发正气，迅速取效，是一种较为常用的方法。刺法多用于面部、四肢和躯干部位，一般多选用细火针或中粗火针。②慢刺法：又称慢针法，是将火针快速刺入腧穴后，留针 15 分钟或更长时间，再出针的一种方法，在留针期间可施各种补泻手法。此法一般多选用中粗火针，一般用于治疗冻疮、淋巴结核、腱鞘囊肿、脂肪瘤、纤维瘤等疾病。

（五）进针深度

深度是指火针烧红后，刺入腧穴或病变部位时的深度。《本草纲目·火针》曰："凡用火针，太深则伤经络，太浅则不能去病，要在消息得中。针后发热恶寒，此为中病。"因此针刺深度根据病情而定，一般面部、胸背部宜浅，四肢和腰腹稍深。

①面部：宜选用细火针，浅刺为佳；如消除雀斑、扁平疣等则需选取平头火针，但需火针由红变白时才可贴近病灶，该处变白即可。②头部：宜选用细火针，浅刺 1~2 分为宜；亦可选用大头针，施用按刺法，刺入 3~5 分，恰至颅骨即可。③颈部：宜选用中粗火针，可深刺至 2~5 分；如病情需求，亦可深刺达 0.5~1 寸。④胸背部：宜选用细火针，浅刺 1~2 分；如病变在肋间处，更可采用大头针浅刺。《素问·诊要经终论》说："凡刺胸腹者，必避五脏。"⑤腰腹部：宜选用中粗火针，深刺 2~5 分。⑥四肢部：宜选用中粗火针，深刺 2~5 分；如在肌肉丰厚处，可深刺 0.5~1 寸；在皮下组织薄少处，亦可选用大头针浅刺。⑦手足部：宜选用细火针，浅刺 1~2 分为宜。⑧瘰疬、囊肿、积块：宜选用中粗火针，深刺入病灶中心部位为宜。⑨痈疽、结节、窦道、肿疖：宜选用粗火针，直刺入病灶部位。

（六）进针角度

火针针刺以直刺为主，斜刺为辅，如在针刺囊肿、腧穴、阳性点等多采用直刺。病灶时除直刺外，可以辅以斜刺，为的是达到病所，不过斜刺的角度在 60° 角以上，不宜平刺。

（七）治疗疗程

《备急千金要方·用针略例》卷二十九云："隔日一报，三报之后，当脓水大出为佳。"这是火针疗法的常规间隔时间，但在实际临床操作中，火针治疗的间隔时间一般取决于患者的病情，通常视病情、患者的体质以及针孔的恢复程度而定。一般急性病可隔日或每日治疗 1 次，慢性病可 3~5 日治疗 1 次，每 5 次为 1 个疗程，疗程间可休息 1~2 周。

第五节　适应证、禁忌证及注意事项

一、适应证

火针疗法治疗的病种多样，包括内科、外科、妇科、皮肤科、骨伤科、五官科及皮肤科等各科疾病。主要用于治疗哮喘、慢性胃肠炎、三叉神经痛、失眠、中风后遗症等内科疾病；淋巴结核、慢性溃疡、下肢静脉曲张等外科疾病；颈椎病、肩周炎、坐骨神经痛、腰痛、骨关节炎等骨伤科疾病；过敏性鼻炎、睑腺炎、结膜炎等五官科疾病；乳腺炎、乳腺增生、痛经、阳痿等妇科、男科疾病；痣、疣、带状疱疹、白癜风等皮肤科疾病。

二、禁忌证

（1）受术者不宜在过度饥饿、疲劳、醉酒、大惊、大恐、大怒情况下受术。

（2）身体虚弱者及孕妇慎用或忌用。

（3）血管、肌腱、神经干禁忌受术。

（4）面部和双足、肌肉较少部位应忌用粗火针和深刺刺法。

（5）糖尿病患者针口易感染，慎用。

（6）血友病患者及有出血倾向者禁用。

（7）火针治疗期间禁房事，忌食生冷。

三、注意事项

（1）面部应用火针要慎重。《针灸大成·火针》说："人身诸处皆可行火针，惟面上忌之。"因火针刺后，有可能遗留有小瘢痕，因此除治疗面部小块白癜风、痣和扁平疣外，一般面部不用火针。

（2）对于血管和主要神经分布部位亦不宜使用火针。

（3）施术者在操作前一定要检查火针，看针身是否直，针尖是否弯曲，针身与针柄接触部位是否有锈蚀。

（4）施术者选用钨制火针，一定要烧至白亮；选用不锈钢火针，一定要烧红方可；选用钨锰合金火针，一定要烧至红亮方可。

（5）受术部位如为胸、背部，宜浅刺，以免发生意外。

（6）针后局部发痒，不能用手搔抓，以防感染。

（7）受术者受术后，如受术部位出现肿胀或紫绀，一般不作处理，可自行消退；严重者可先冷敷，再热敷，也可轻轻揉按，一般很快即可消散。

（8）在针刺后，局部呈现红晕或红肿未能完全消失时，则应避免洗浴，以防感染。

（9）受术者受术时如出现"晕针"，即突然面色苍白、头晕、恶心、手足发冷，应立即停止施术，让其平卧，喝一杯温开水或白糖水，一般很快即可恢复正常。

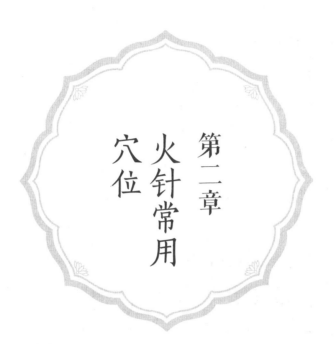

第二章
火针常用
穴位

第一节　十四经穴

一、手太阴肺经

（一）尺泽

【穴名释义】尺，为尸（人）与乙（屈肘之形象）合字，指前臂部；泽，指浅水低凹处，此穴为根据它的位置特点命名。

【定位】在肘区，肘横纹上，肱二头肌腱桡侧缘凹陷中。（图 2-1-1）

【解剖】有桡侧返动、静脉分支及头静脉；布有前臂外侧皮神经，直下为桡神经。

【主治】①咳嗽，胸满，咯血，喉痹，潮热；②吐泻；③小儿惊风；④肘臂挛痛。

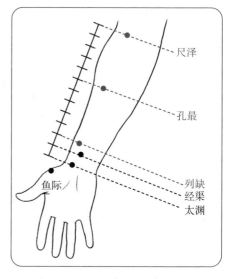

图 2-1-1　尺泽、孔最、列缺

【火针刺法】快速点刺，进针 2~5mm。

【文献选摘】

《备急千金要方》：主呕泄上下出，两胁下痛。

《铜人腧穴针灸图经》：治风痹肘挛，手臂不得举，喉痹上气，舌干，咳嗽唾浊，四肢暴肿，臂寒短气。

《灵光赋》：吐血定喘补尺泽。

《胜玉歌》：尺泽能医筋拘挛。

《肘后歌》：鹤膝肿劳难移步，尺泽能舒筋骨痛。

（二）孔最

【穴名释义】孔，指孔隙；最，是极或者聚的意思。本穴是郄穴，为气血深聚之孔穴，故名。

【定位】在前臂前区，腕掌侧远端横纹上 7 寸，尺泽与太渊连线上。

（图 2-1-1）

【解剖】当肱桡肌处，在旋前圆肌上端之外缘，桡侧腕长、短伸肌的内缘；有头静脉，桡动、静脉；布有前臂外侧皮神经、桡神经浅支。

【主治】①咯血，咳嗽，气喘，喉痹，失音，热病无汗；②痔疮；③肘臂挛痛。

【火针刺法】快速点刺，进针 2~5mm。

【文献选摘】

《备急千金要方》：主臂厥热痛，汗不出，皆灸刺之，此穴可以出汗。

《太平圣惠方》：治热病汗不出，吐血失音，肿痛恶血。

（三）列缺

【穴名释义】列，分解，裂开；缺，缺口。此穴位于桡骨茎突上方，当肱桡肌腱与拇长展肌腱之间，有如裂隙处，故名。

【定位】在前臂，腕掌侧远端横纹上 1.5 寸，拇短伸肌腱与拇长展肌腱之间，拇长展肌腱沟的凹陷中。（图 2-1-1）

【解剖】有头静脉，桡动、静脉分支；布有前臂外侧皮神经和桡神经浅支的混合支。

【主治】①咳嗽，气喘，咽喉干痛；②口眼㖞斜，牙痛，偏正头痛，项强；③溺血；④上肢不遂。

【火针刺法】快速点刺，进针 1~2mm。

【文献选摘】

《针灸甲乙经》：寒热，胸背急，喉痹，咳上气喘，掌中热，数欠伸，汗出，善忘，四肢厥逆，善笑，溺白。

《针灸甲乙经》：热病先手臂瘛疭，唇口聚，鼻张，目下汗出如转珠，两乳下二寸坚，胁满，悸，列缺主之。

《备急千金要方》：男子阴中疼痛、溺血，精出，灸列缺三十壮；列缺，主汗出，四肢肿。

《四总穴歌》：头项寻列缺。

（四）少商

【穴名释义】少，指小的意思；商，指五音之一，肺音为商；此穴为肺经井

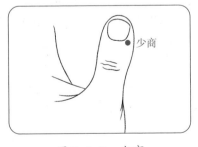

图 2-1-2 少商

穴，所出为井，是说手太阴肺经脉气外发似浅小水流，故名。

【定位】在手指，拇指末节桡侧，指甲根角侧上方 0.1 寸（指寸）。注：拇指桡侧指甲根角侧上方（即沿角平分线方向）0.1 寸相当于沿爪甲桡侧画一直线与爪甲基底缘水平线交点处取穴。（图 2-1-2）

【解剖】有指掌侧固有动、静脉所形成的动、静脉网；布有前臂外侧皮神经和桡神经浅支混合支，及正中神经的掌侧固有神经的末梢神经网。

【主治】①喉痹，咳嗽，气喘，鼻衄；②热病，昏迷，癫狂，惊风；③指痛，麻木。

【火针刺法】快速点刺，进针 0.5~1mm。

【文献选摘】

《铜人腧穴针灸图经》：唐刺史成君绰，忽腮颔肿大如升，喉中闭塞，水粒不下三日。甄权针之立愈。不宜灸。

《针灸甲乙经》：疟寒热及热厥，烦心善哕，心满而汗出，刺少商出血立已。

《天星秘诀》：指痛挛急少商好。

二、手阳明大肠经

（一）合谷

【穴名释义】合，汇合；谷，山谷。因该穴在拇、食指相合处，形如山谷的中间，故名。

【定位】在手背第 1、2 掌骨间，第 2 掌骨桡侧的中点处。（图 2-1-3）

【解剖】在第 1、2 掌骨之间，第 1 骨间背侧肌中，深层有拇收肌横头；有手背静脉网，为头静脉的起部，腧穴近侧正当桡动脉从手背穿向手掌之

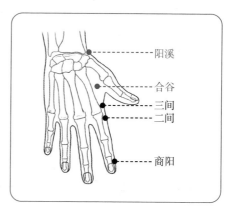

图 2-1-3　合谷、阳溪

处；布有桡神经浅支的掌背侧神经，深部有正中神经的指掌侧固有神经。

【主治】①头痛，齿痛，目赤肿痛，咽喉肿痛，鼻衄，耳聋，疟腮，牙关紧闭，口㖞；②恶寒发热，热病，无汗，多汗；③瘾疹，疔疮；④腹痛，便秘；⑤滞产，经闭；⑥上疼痛，半身不遂。

【火针刺法】快速点刺，进针 1~2mm。

【文献选摘】

《针灸甲乙经》：聋，耳中不通；齿齲痛；痱痿，臂腕不用，唇吻不收。

《太平圣惠方》：目不明，生白翳，皮肤痂疥，遍身风疹。

《铜人腧穴针灸图经》：妇人妊娠不可刺之，损胎气。

《医宗金鉴》：破伤风，风痹，筋骨疼痛，诸般头痛，水肿，产难，及小儿惊风等症。

《四总穴歌》：面口合谷收。

（二）阳溪

【穴名释义】手背为阳，筋骨间凹陷处类似山溪。此穴在二骨（桡骨、鹰骨）二筋（拇短伸肌腱与拇长伸肌腱）之间凹陷处，穴当阳位，故名阳溪。

【定位】在腕区，腕背侧远端横纹桡侧，桡骨茎突远端，解剖学"鼻烟窝"凹陷中。注：手拇指充分外展和后伸时，手背外侧部拇长伸肌腱与拇短伸肌腱之间形成一明显的凹陷解剖学称其"鼻烟窝"，其最凹陷处即本穴。（图2-1-3）

【解剖】有头静脉，桡动脉本干及其腕背支；布有桡神经浅支。

【主治】①头痛，耳聋耳鸣，目赤肿痛，齿痛，咽喉肿痛；②癫狂，痫证；③手腕痛。

【火针刺法】快速点刺，进针1~2mm。

【文献选摘】

《备急千金要方》：主臂腕外侧痛不举。

《千金翼方》：主惊瘛。

《医宗金鉴》：主治热病烦心，瘾疹痂疥，厥逆头痛，牙疼，咽喉肿痛及狂妄，惊恐见鬼等症。

（三）手三里

【穴名释义】里，可作寸解。古人认为屈肘时，取手阳明经经穴，手三里即在肘端（肱骨外上髁）下3寸

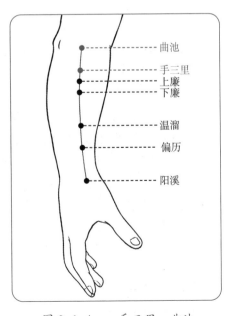

图 2-1-4　手三里、曲池

处，故名。

【定位】在前臂，肘横纹下 2 寸，阳溪与曲池连线上。（图 2-1-4）

【解剖】有桡返动脉的分支；布有前臂背侧皮神经与桡神经深支。

【主治】①腹痛，腹泻；②肩臂麻木，上肢不遂；③齿痛，颊肿。

【火针刺法】快速点刺，进针 2~5mm。

【文献选摘】

《针灸甲乙经》：肠腹时寒，腰痛不得卧，手三里主之。

《铜人腧穴针灸图经》：治手臂不仁，肘挛不伸齿痛颊颌肿，瘰疬。

《通玄指要赋》：肩背患，责肘前之三里。

（四）曲池

【穴名释义】曲，屈曲；池，水池。肘横纹处出现凹陷，形似浅浅的水池，故名。池，尚有另外一个含义，因本穴为手阳明大肠经的合穴，是气血汇合之处，似水流汇入池中，故名曲池。

【定位】在肘区，尺泽与肱骨外上髁连线的中点处。注：90°屈肘，肘横纹外侧端外凹陷中；极度屈肘，肘横纹桡侧端凹陷中。（图 2-1-4）

【解剖】当桡侧腕长伸肌起始部，肱桡肌的桡侧；有桡返动脉的分支；布有前臂背侧皮神经，内侧深层为桡神经本干。

【主治】①热病；②腹痛，吐泻；③瘾疹，瘰疬；④癫狂，善惊；⑤上肢不遂，手臂肿痛；⑥头痛，眩晕，咽喉肿痛，齿痛，目赤痛。

【火针刺法】快速点刺，进针 2~5mm。

【文献选摘】

《针灸甲乙经》：伤寒余热不尽；胸中满，耳前痛，齿痛，目赤痛，颈肿，寒热，渴饮辄汗出，不饮则皮干热；目不明，腕急，身热，惊狂，躄痿痹，瘛疭；癫疾吐舌，曲池主之。

《千金翼方》：瘾疹，灸曲池二穴，随年壮，神良。

《医宗金鉴》：曲池主治是中风，手挛筋急痛痹风，兼治一切疟疾病，先寒后热自然平。

《杂病十一穴法歌》：肘膝疼时刺曲池，进针一寸是相宜，左病针右右针左，依此三分泻气奇。

（五）肩髃

【穴名释义】髃，髃骨，为肩端之骨。此穴在肩端部肩峰与肱骨大结节之间，故名。

【定位】在三角肌区，肩峰外侧缘前端与肱骨大结节两骨间凹陷中。注：屈臂外展，肩峰外侧缘前后端呈现两个凹陷，前一较深凹陷即本穴，后一凹陷为肩髎。（图2-1-5）

【解剖】在三角肌上部中央；有旋肱后动、静脉；布有锁骨上神经、腋神经。

【主治】①上肢不遂，肩痛不举；②瘰疬，瘾疹。

【火针刺法】快速点刺，进针2~5mm。

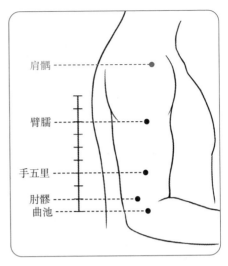

图 2-1-5 肩髃

【文献选摘】

《针灸甲乙经》：肩中热，指臂痛，肩髃主之。

《铜人腧穴针灸图经》：若灸偏风不遂，七七壮止，不宜多灸，恐手臂细，若风病筋骨无力，久不瘥，当灸，不畏细也。

《外科大成》：肩髃穴治乳痈，乳毒，乳岩。

《类经图翼》：诸瘿气，瘰疬。

（六）迎香

【穴名释义】迎，迎接；香，香味，这里泛指各种气味。因此穴在鼻旁，能主治"鼻鼽不利，窒洞气塞"，鼻塞不闻香臭，故名。

【定位】在面部，鼻翼外缘中点旁，鼻唇沟中。（图2-1-6）

【解剖】在上唇方肌中，深部为梨状孔的边缘；有面动、静脉及眶下动、静脉分支；布有面神经与眶下神经的吻合丛。

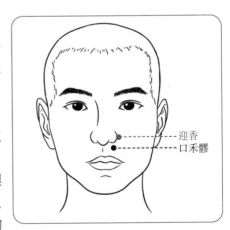

图 2-1-6　迎香

【主治】①鼻塞，鼽衄，鼻渊；②口㖞，面痒；③胆道蛔虫病。

【火针刺法】快速点刺，进针 1~2mm。

《针灸甲乙经》：鼻鼽不利，窒洞气塞，喎僻多洟，鼽衄有痈，迎香主之。

《太平圣惠方》：鼻息不闻香臭，偏风面痒及面浮肿。

《百症赋》：面上虫行有验，迎香可取。

三、足阳明胃经

（一）地仓

【穴名释义】地，指地格。仓，收藏粮食的地方。古人面分三庭，鼻以上为上庭，鼻为中庭，鼻以下为下庭，合为天人地三格。穴在鼻下口吻旁（地格处），又近口边，口为容纳水谷食物的地方，故名地仓。

【定位】在面部，口角旁开0.4寸。（图2-1-7）

【解剖】在口轮匝肌中，深层为颊肌。布有面神经及眶下神经的分支，深层为颊神经的末支，并有面动、静脉。

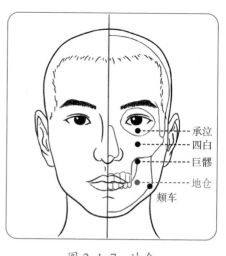

承泣
四白
巨髎
地仓
颊车

图2-1-7　地仓

【主治】唇缓不收，口喎，流涎，齿痛，颊肿，眼睑动。

【火针刺法】快速点刺，进针1~2mm。

【文献选摘】

《针灸甲乙经》：足缓不收，痿不能行，不能言语，手足痿躄不能行，地仓主之。

《灵光赋》：地仓能止口流涎。

（二）颊车

【穴名释义】颊，指穴所在的部位为面颊；车，此指牙关。下颌骨古代称为颊车骨，穴位在其处，故名。

【定位】在面颊部，下颌角前上方一横指（中指）。注：沿下颌角角平分线上一横指，闭口咬紧牙是咬肌隆起，放松时按之有凹陷处。（图2-1-8）

【解剖】下颌角前方，有咬肌；有咬肌动、静脉；布有耳大神经，面神经及咬肌神经。

【主治】①口㖞，齿痛，口噤不语；②颊肿。

【火针刺法】快速点刺，进针 1~2mm。

【文献选摘】

《针灸甲乙经》：颊肿，口急，颊车痛，不可以嚼，颊车主之。

《针灸大成》：主中风牙关不开，口噤不语，失音，牙车疼痛，颔颊肿，牙不可嚼物，颈强不得回顾，口眼㖞。

《医宗金鉴》：治落颊风，落颊风者，下颌脱落也。

（三）头维

【穴名释义】头，穴所在部位，亦指穴内物质所调节的人体部位为头。维，维持、维系之意。该穴名意指本穴的气血物质有维持头部正常秩序的作用。

【定位】在头部，额角发际直上 0.5 寸，头正中线旁开 4.5 寸。（图 2-1-8）

【解剖】在颞肌上缘帽状腱膜中；有颞浅动、静脉的额支；布有耳额神经的分支及面神经额、颞支。

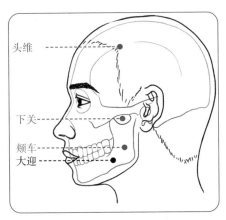

图 2-1-8　颊车、头维、下关

【主治】①头痛，眩晕；②目痛，视物不明，迎风流泪，眼睑𥆧动。

【火针刺法】快速点刺，进针 0.5~1mm。

【文献选摘】

《针灸甲乙经》：寒热，头痛如破，目痛如脱，喘逆烦满，呕吐，流汗，难言，头维主之。

《备急千金要方》：头维，主喘逆烦满，呕沫流汗。

《玉龙歌》：眉间疼痛苦难当，攒竹沿皮刺不妨，若是眼昏皆可治，更针头维即安康。

（四）下关

【穴名释义】下，下方；关，这里指牙关，即下颌关节前牙关。该穴位于此处，与上关相对，故名。

【定位】在面部，当颧弓下缘中央与下颌切迹之凹陷中。注：闭口，上关直下，颧下缘凹陷中。（图2-1-8）

【解剖】当颧弓下缘，皮下有腮腺，为咬肌起始部；有面横动、静脉，最深层为上颌动、静脉；正当面神经颧眶支及耳颞神经分支，最深层为下颌神经。

【主治】①口噤，齿痛；②耳聋，耳鸣，聤耳；③口喎，面痛。

【火针刺法】快速点刺，进针1~2mm。

【文献选摘】

《针灸甲乙经》：失欠，下齿龋，下牙痛，颔肿，下关主之。

《铜人腧穴针灸图经》：疗聤耳有脓汁出，偏风，口目喎，牙车脱臼。

《类经图翼》：主治偏风口眼喎斜，耳鸣耳聋，痛痒出脓，失欠牙关脱臼。

（五）乳根

【穴名释义】乳，指乳房。根，指根底。该穴当乳房根底部，故名。

【定位】在胸部，第5肋间隙，前正中线旁开4寸。注：男性在乳头下1肋，即乳中线与第5肋间隙的相交处。女性在乳房根部弧线中点处。（图2-1-9）

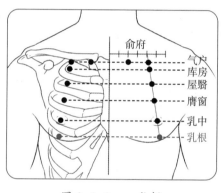

图2-1-9　乳根

【解剖】在第5肋间隙，胸大肌下部，深层有肋间内、外肌；有肋间动脉，胸壁浅静脉；有第5肋间神经外侧皮支，深层为肋间神经干。

【主治】①乳痈，乳癖，乳汁少；②咳嗽，哮喘，胸满，胸痛。

【火针刺法】快速点刺，进针2~5mm。若针对乳腺炎、乳腺纤维瘤等，则针对局部病灶部位进针。

【文献选摘】

《针灸甲乙经》：胸下满痛，膺肿，乳根主之。

《医宗金鉴》：膺肿乳痈灸乳根，小儿龟胸灸亦同。

（六）梁门

【穴名释义】梁，通"粱"，意为谷物粮食；门，门户。本穴在胃部，梁门的意思即指食物出入的门户，故名。

【定位】在上腹部，脐中上4寸，前正中线旁开2寸。（图2-1-10）

【解剖】当腹直肌及其鞘处，深层为腹横肌；有第7肋间动、静脉分支及腹壁上动、静脉；当第8肋间神经分支处（右侧深部当肝下缘，胃幽门部）。

【主治】胃痛，呕吐，食欲缺乏，腹胀，泄泻。

【火针刺法】快速点刺，进针3~5mm。

【文献选摘】

《针灸甲乙经》：腹中积气结痛，梁门主之。

《针灸大成》：主胁下积气，食饮不思，大肠滑泄，完谷不化。

（七）天枢

【穴名释义】枢，指枢纽。人体上应天，下应地，本穴位于脐旁，在人体正中，为天之枢纽，故名天枢。

【定位】在腹部，横平脐中，前正中线旁开2寸。（图2-1-10）

【解剖】当腹直肌及其鞘处，有第10肋间动、静脉分支及腹壁下动、静脉分支。布有第10肋间神经分支，深部为小肠。

【主治】①腹胀肠鸣，绕脐腹痛，便秘，泄泻，痢疾；②崩漏，癥瘕，痛经，月经不调。

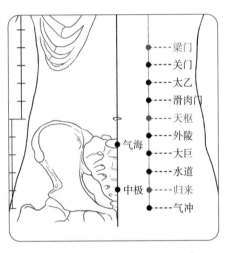

图2-1-10　梁门、天枢、归来

【火针刺法】快速点刺，进针3~5mm。

【文献选摘】

《针灸甲乙经》：腹胀肠鸣，气上冲胸，不能久立，腹中痛濯濯，冬日重感于寒则泄，当脐而痛，肠胃间游气切痛，食不化，不嗜食，身肿，夹脐急，天枢主之；女子胞中痛，月水不以时休止，天枢主之。

《针灸大成》：妇人女子癥瘕，血结成块，漏下赤白，月事不时。

《胜玉歌》：肠鸣大便时泄泻，脐旁两寸灸天枢。

（八）归来

【穴名释义】归和来都有恢复、复原的意思，本穴能使妇女子宫脱垂等回复原位，故名。

【定位】在下腹部，脐中下 4 寸，前正中线旁开 2 寸。（图 2-1-10）

【解剖】在腹直肌外缘，有腹内斜肌，腹横肌腱膜；外侧有腹壁下动、静脉；布有髂腹下神经。

【主治】①闭经，月经不调，阴挺，带下；②腹痛，疝气。

【火针刺法】快速点刺，进针 3~5mm。

【文献选摘】

《针灸甲乙经》：奔豚，卵上入，痛引茎，归来主之；女子阴中寒，归来主之。

《针灸大成》：主小腹奔豚，卵上入腹，引茎中痛，七疝，妇人血脏积冷。

《胜玉歌》：小肠气痛归来治。

（九）梁丘

【穴名释义】梁，山梁；丘，高处。该穴位于膝梁上肌肉隆起如山丘处，故名。

【定位】在股前区，髌底上 2 寸，股外侧肌与股直肌肌腱之间。（图 2-1-11）

【解剖】浅层布有股神经的前皮支和股外侧皮神经。深层有旋股外侧动、静脉的降支和股神经的肌支。

【主治】①急性胃痛；②膝关节肿痛，下肢不遂；③乳痈，乳痛。

【火针刺法】快速点刺，进针 3~5mm。

【文献选摘】

《针灸甲乙经》：大惊乳痛，梁丘主之。

《针灸大成》：主膝脚腰痛，冷痹不仁，跪难屈伸，足寒，大惊，乳肿痛。

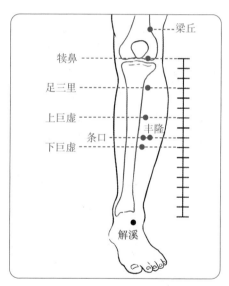

图 2-1-11　梁丘、犊鼻、足三里、上巨虚、条口、丰隆、下巨虚

（十）犊鼻

【穴名释义】犊，小牛；鼻，鼻孔。膝盖形如牛鼻，穴在膝眼中，故名。

【定位】在膝前区，髌韧带外侧凹陷中。注：屈膝45°，髌骨外下方的凹陷中。（图2-1-11）

【解剖】在髌韧带外缘；有膝关穴节动、静脉网；布有腓肠外侧皮神经及腓总神经关节支。

【主治】膝关节肿痛，屈伸不利，脚气。

【火针刺法】快速点刺，进针2~5mm。

【文献选摘】

《素问·刺禁论》：刺膝髌出液，为跛。

《针灸大成》：主膝中痛不仁，难跪起，脚气。

《灵光赋》：犊鼻治疗风邪疼。

（十一）足三里

【穴名释义】足，足部；里，寸。因本穴在膝下3寸处，所以称为足三里，与手三里相对应。

【定位】在小腿外侧，犊鼻下3寸，犊鼻与解溪连线上。（图2-1-11）

【解剖】浅层布有腓肠外侧皮神经。深层有胫前动、静脉的分支或属支。

【主治】①胃痛，呕吐，疳积，噎膈，腹胀，腹泻，痢疾，便秘；②虚劳羸瘦，咳嗽气喘，心悸气短，头晕；③失眠，癫狂，中风；④乳少，乳痈；⑤膝痛，下肢痿痹，脚气，水肿。

【火针刺法】快速点刺，进针3~5mm。

【文献选摘】

《灵枢·五邪》：邪在脾胃，则病肌肉痛，阳气有余，阴气不足，则热中善饥；阳气不足，阴气有余，则寒中肠鸣、腹痛；阴阳俱有余，若俱不足，则有寒有热，皆调于三里。

《针灸甲乙经》：狂歌妄言，怒，恶人与火，骂詈，三里主之；痉身反折，口噤喉痹不能言，三里主之；乳痈有热，三里主之。

《四总穴歌》：肚腹三里留。

《通玄指要赋》：三里却五劳之羸瘦；冷痹肾败，取足阳明之土。

（十二）上巨虚

【穴名释义】上，上部，与下部相对；巨虚，巨大空虚。此指胫腓骨间大的空隙。

【定位】在小腿外侧，当犊鼻下 6 寸，犊鼻与解溪连线上。（图 2-1-11）

【解剖】在胫骨前肌中，有胫前动、静脉；布有腓肠外侧皮神经及隐神经的皮支，深层为腓深神经。

【主治】①腹中切痛，腹胀肠鸣，肠痛，泄泻，便秘，痢疾；②下肢痿痹，脚气。

【火针刺法】快速点刺，进针 3~5mm。

【文献选摘】

《针灸甲乙经》：大肠有热，肠鸣腹满，夹脐痛，食不化，喘，不能久立，巨虚上廉主之。

《备急千金要方》：骨髓冷疼痛，灸上廉七十壮。

（十三）条口

【穴名释义】条，指长条之形。穴在上、下巨虚之间，胫、腓骨间隙中，穴处肌肉凹陷有如条口形状，故名。

【定位】在小腿外侧，当犊鼻下 8 寸，犊鼻与解溪连线上。（图 2-1-11）

【解剖】在胫骨前肌中。有胫前动、静脉。布有腓肠外侧皮神经及隐神经的皮支，深层当腓深神经。

【主治】①下肢痿痹，跗肿，转筋；②脘腹疼痛；③肩臂痛。

【火针刺法】快速点刺，进针 3~5mm。

【文献选摘】

《针灸甲乙经》：胫痛，足缓失履，湿痹，足下热，不能久立，条口主之。

《备急千金要方》：主胫寒不得卧；膝股肿，胫酸转筋。

（十四）下巨虚

【穴名释义】下，下部，与上部相对；巨虚，巨大空虚。此指胫腓骨间大的空隙。

【定位】在小腿外侧，当犊鼻下 9 寸，犊鼻与解溪连线上。（图 2-1-11）

【解剖】在胫骨前肌与趾长伸肌之间，深层为胫长伸肌；有胫前动、静脉；布有腓浅神经分支，深层为腓深神经。

【主治】①小腹痛，泄泻，痢疾；②腰脊痛引睾丸，下肢痿痹；③乳痈。

【火针刺法】快速点刺，进针 3~5mm。

【文献选摘】

《灵枢·邪气脏腑病形》：小肠病者，小腹痛，腰脊控睾而痛，时窘之后，当耳前热。若寒甚，若独肩上热甚，及手小指次指之间热，若脉陷者，此其候也，手太阳病也，取之巨虚下廉。

《针灸甲乙经》：乳痈惊痹，胫重，足跗不收，跟痛，巨虚下廉主之。

（十五）丰隆

【穴名释义】丰，丰满；隆，隆起。该穴所在的部位，肌肉丰满又隆起，故名。

【定位】在小腿外侧，外踝尖上 8 寸，胫骨前肌的外缘。注：犊鼻下 8 寸，犊鼻与解溪连线的中点，条口外侧一横指处。（图 2-1-11）

【解剖】在趾长伸肌外侧和腓骨短肌之间；有胫前动脉分支；当腓浅神经处。

【主治】①咳嗽，痰多，哮喘；②头痛，眩晕，癫狂痫；③腹胀，便秘；④下肢痿痹。

【火针刺法】快速点刺，进针 3~5mm。

【文献选摘】

《针灸甲乙经》：厥头痛，面浮肿，烦心，狂见鬼，善笑不休，发于外，有所大喜，喉痹不能言，丰隆主之。

《备急千金要方》：丰隆，主胸痛如刺，腹若刀切痛；丰隆，主大小便涩难；主四肢肿，身湿。

《玉龙歌》：痰多宜向丰隆寻。

《肘后歌》：哮喘发来寝不得，丰隆刺入三分深。

（十六）解溪

【穴名释义】解，指骨骱；即骨与骨之间的连接处；溪，溪流，此指凹陷处。该穴位于踝关节前两筋凹陷处，故名。

【定位】在踝区，踝关节前面中央凹陷中，拇长伸肌腱与趾长伸肌腱之间。注：令足趾上跷，显现足背部两肌腱，穴在两腱之间，相当于内、外

踝尖连线的中点。（图 2-1-12）

【解剖】在拇长伸肌膜与趾长伸肌之间；有胫前动、静脉；浅部当腓浅神经，深层当腓深神经。

【主治】①头痛，眩晕，癫狂；②腹胀，便秘；③下肢痿痹，足踝肿痛。

【火针刺法】快速点刺，进针 1~3mm。

【文献选摘】

《针灸甲乙经》：热病汗不出，善噫，腹胀满，胃热谵语，解溪主之；狂，易见鬼与火，解溪主之。

《备急千金要方》：主腹大下重；主厥气上柱，腹大；主膝重脚转筋，湿痹。

《针灸大成》：头风面赤，目赤，眉攒疼不可忍。

（十七）冲阳

【穴名释义】冲，冲要，冲动；阳，指足背，在上。该穴位于足背最高处，且位于太冲之上方，故名。

【定位】在足背，第 2 跖骨基底部与中间楔状骨关节处，可触及足背动脉。（图 2-1-12）

【解剖】在趾长伸肌腱外侧；有足背动、静脉及足背静脉网；当腓浅神经的足背内侧皮神经第二支本干处，深层为腓深神经。

【主治】①胃痛，腹胀；②口眼㖞斜，面肿，齿痛；③癫狂痫；④足背肿痛，足痿无力。

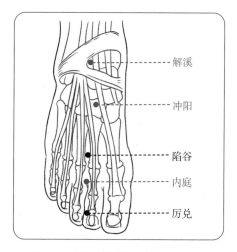

图 2-1-12　解溪、冲阳、内庭

【火针刺法】快速点刺，进针 1~2mm。

【文献选摘】

《素问·刺禁论》：刺跗上中大脉，血出不止死。

《针灸甲乙经》：善啮颊齿唇，热病汗不出，口中热痛，冲阳主之；胃脘痛，时寒热，皆主之；风水面胕肿，冲阳主之。

《铜人腧穴针灸图经》：偏风口眼㖞斜。

（十八）内庭

【穴名释义】内，进入；庭，门庭。该穴在趾缝之间，两趾似两扇门，比喻进入门庭，故名。

【定位】在足背，第 2、3 趾间，趾蹼缘后方赤白肉际处。（图 2-1-12）

【解剖】穴下有皮肤、皮下组织和趾腱膜。分布有足底内侧神经的趾足底总神经，有足背静脉网；布有腓浅神经足背支。

【主治】①齿痛，咽喉肿痛，口喝，鼻衄，热病；②吐酸，腹痛，腹胀，便秘，痢疾；③足背肿痛。

【火针刺法】快速点刺，进针 0.5 ~1mm。

【文献选摘】

《针灸甲乙经》：四肢厥，手足闷者，使人久持之，厥热胫痛，腹胀，皮痛，善伸数欠，恶人与木音，振寒，嗌中引外痛，热病汗不出，下齿痛，恶寒目急，喘满寒栗，龈口噤僻，不嗜食，内庭主之。

《通玄指要赋》：腹膨而胀，夺内庭兮以休迟。

《玉龙歌》：小腹胀满气攻心，内庭二穴要先针。

四、足太阴脾经

（一）隐白

【穴名释义】隐，隐秘、隐藏；白，肺之色也，气也。本穴有地部孔隙与脾经体内经脉相连，穴内气血为脾经体内经脉外传之气，因气为蒸发外出，有不被人所觉察之态，如隐秘之象，故名。

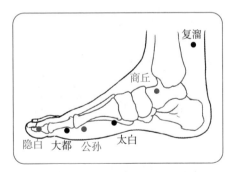

图 2-1-13　隐白、公孙、商丘

【定位】在足趾，大趾末节内侧，趾甲根角侧后方 0.1 寸（指寸）。注：足大趾内侧甲根角侧后方（即沿角平分线方向）0.1 寸，相当于沿爪甲内侧画一直线与爪甲基底缘水平线交点处取穴。（图 2-1-13）

【解剖】有趾背动脉；为腓浅神经的足背支及足底内侧神经。

【主治】①月经过多，崩漏，尿血，便血；②腹满，暴泄；③癫狂，梦魇，多梦，惊风。

【火针刺法】快速点刺，进针 0.5~1mm。

【文献选摘】

《针灸甲乙经》：气喘，热病衄不止，烦心善悲，腹胀，逆息热气，足胫中寒，不得卧，气满胸中热，暴泄，仰息，足下寒，膈中闷，呕吐，不欲食饮，隐白主之。

《针灸大成》：小儿客忤，慢惊风。

《医宗金鉴》：隐白主治心脾痛。

（二）公孙

【穴名释义】公，年老的尊称；孙，幼小的卑称和支派。指其为足太阴与阳明之络穴而言。足太阴之正经为公，别走阳明之别络为孙，正经与络脉在此分行，故名。

【定位】在跖区，第 1 跖骨底的前下缘赤白肉际处。注：沿太白向后推至一凹陷，即本穴。（图 2-1-13）

【解剖】在拇趾展肌中；有足背静脉网、足底内侧动脉及足跗内侧动脉分支；布有隐神经及腓浅神经分支。

【主治】①胃痛，呕吐，腹胀，腹痛，泄泻，痢疾；②心痛，心烦，失眠，狂症；③水肿，脚气。

【火针刺法】快速点刺，进针 1~2mm。

【文献选摘】

《针灸甲乙经》：实则肠中切痛，厥，头面肿起，烦心，狂，多饮，虚则鼓胀，腹中气大滞，热痛不嗜卧，霍乱，公孙主之。

《医宗金鉴》：主治痰壅胸膈，肠风下血积块，及妇人气蛊等症。

《胜玉歌》：脾心痛急寻公孙。

（三）商丘

【穴名释义】商，古代五音之一，属于五行中金的音；丘，土山。本穴是经穴，它的五行属性为金，穴位的位置又在高突如丘的内踝下方，故名。

【定位】在踝区，内踝前下方，舟骨粗隆与内踝尖连线中点凹陷中。注：内踝前缘直线与内踝下缘横线的交点处。（图 2-1-13）

【解剖】有跗内侧动脉、大隐静脉；布有隐神经及腓浅神经分支丛。

【主治】①腹胀，泄泻，便秘，痔疮，黄疸，嗜卧；②癫狂；③足踝肿痛。

【火针刺法】快速点刺，进针 1~3mm。

【文献选摘】

《针灸甲乙经》：寒热善呕；腹满响响然，不便，心下有寒痛；阴股内痛，气痛，狐疝走上下，引少腹痛，不可俯仰上下；小儿咳而泄，不欲食；手足扰，目昏口噤，溺黄，商丘主之。

《千金翼方》：主偏风痹，脚不得履地，刺风，头风，热风，阴痹。

（四）三阴交

【穴名释义】三阴，指足三阴经而言；交，指交会与交接。该穴为足太阴、少阴、厥阴三条阴经之交会处，故名。

【定位】在小腿内侧，内踝尖上3寸，胫骨内侧缘后际。（图 2-1-14）

【解剖】在胫骨后缘和比目鱼肌之间，深层有屈趾长肌；有大隐静脉，胫后动、静脉；有小腿内侧皮神经，深层后方有胫神经。

【主治】①月经不调，痛经，带下，阴挺，不孕，滞产；遗精，阳痿；遗尿；②食少，肠鸣，腹胀，泄泻；③湿疹，瘾疹；④失眠，眩晕；⑤下肢痿痹，脚气。

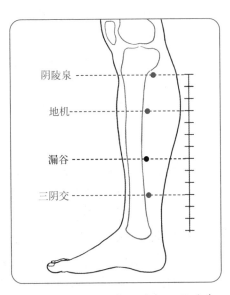

阴陵泉
地机
漏谷
三阴交

图 2-1-14　三阴交、地机、阴陵泉

【火针刺法】快速点刺，进针 2~5mm。

【文献选摘】

《针灸甲乙经》：足下热痛，不能久坐，湿痹不能行，三阴交主之。

《备急千金要方》：卵偏大，上入腹；梦泄精；主髀中痛，不得行，足外皮痛；主胫寒不得卧。

《千金翼方》：产难，月水不禁，横生胎动，皆针三阴交；牙车失欠蹉跌；脚疼，三阴交三百壮，神良。

《类经图翼》：中风卒厥，不省人事……浑身浮肿。

（五）地机

【穴名释义】地，土地，这里指脾经；机，机要，关键的地方，本穴是脾经的郄穴，是气血聚集的关键之地，故名。

【定位】在小腿内侧，阴陵泉下 3 寸，骨内侧缘后际。（图 2-1-14）

【解剖】在胫骨后缘与比目鱼肌之间；前方有大隐静脉及膝最上动脉的末支，深层有胫后动、静脉；布有小腿内侧皮神经，深层后方有胫神经。

【主治】①腹胀，腹痛，泄泻；②月经不调，痛经，遗精；③水肿，小便不利；④腰痛，下肢痿痹。

【火针刺法】快速点刺，进针 2~5mm。

【文献选摘】

《针灸甲乙经》：溏瘕，腹中痛，脏痹，地机主之。

《针灸大成》：主腰痛不可俯仰，溏泄，腹胁胀，水肿腹坚，不嗜食，小便不利，精不足，女子癥瘕，按之如汤沃股内至膝。

（六）阴陵泉

【穴名释义】阴陵，是人体内侧高起之处；泉，水从窟穴而出。该穴在膝部内侧高大隆起之处下方，经气如泉水外流，与阳陵泉相对。

【定位】在小腿内侧，胫骨内侧踝下缘与胫骨内侧缘之间的凹陷中。注：用拇指沿胫骨内侧缘由下往上推，至拇指抵膝关节下时，胫骨向内上弯曲的凹陷中即是本穴。（图 2-1-14）

【解剖】在胫骨后缘与腓肠肌之间，比目鱼肌起点上；前方有大隐静脉、膝最上动脉，最深层有胫后动、静脉；布有小腿内侧皮神经本干，最深层有胫神经。

【主治】①腹胀，腹泻，黄疸；②水肿，小便不利，失禁；③阴茎痛，遗精，妇人阴痛，带下；④膝肿痛。

【火针刺法】快速点刺，进针 2~5mm。

【文献选摘】

《针灸甲乙经》：腹中气盛，腹胀逆，不得卧，阴陵泉主之；妇人阴中痛，少腹坚急痛，阴陵泉主之。

《千金翼方》：水肿不得卧，灸阴陵泉百壮。

《通玄指要赋》：阴陵开通于水道。

（七）血海

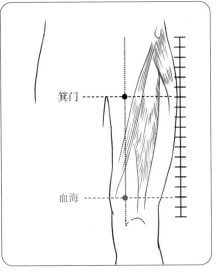

【穴名释义】血，受热变成的红色液体也。海，大也。该穴名意指本穴为脾经所生之血的聚集之处，故名。

【定位】在股前区，髌底内侧端上2寸，股内侧肌隆起处。（图2-1-15）

【解剖】在股骨内上髁上缘，股内侧肌中间；有股动、静脉肌支；布有股前皮神经及股神经肌支。

【主治】①月经不调，痛经，经闭，崩漏；②湿疹，瘾疹，瘙痒，丹毒；③下肢内侧痛，膝关节痛。

【火针刺法】快速点刺，进针3~5mm。

图 2-1-15　血海

【文献选摘】

《针灸甲乙经》：妇人漏下，若血闭不通，逆气胀，血海主之。

《胜玉歌》：热疮臁内年年发，血海寻来可治之。

《杂病穴法歌》：五淋血海通男妇。

五、手少阴心经

（一）极泉

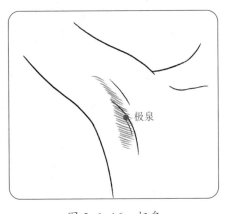

【穴名释义】极，至高之意；泉，水从窟穴而出，又水源也。象征着经气犹如泉水自高而下。手少阴经气自此从高下流，故名。

【定位】在腋区，腋窝中央，腋动脉搏动处。（图2-1-16）

【解剖】在胸大肌的外下缘，深层为喙肱肌；外侧为腋动脉；布有尺神经、正中神经、前臂内侧皮神

图 2-1-16　极泉

经及臂内侧皮神经。

【主治】①心痛，心悸；②胸闷，气短，胸胁疼痛；③肘臂冷痛，上肢不遂。

【火针刺法】避开动脉，快速点刺，进针 1~2mm。

【文献选摘】

《铜人腧穴针灸图经》：治心痛，干呕，四肢不收，咽干烦渴，臂肘厥寒，目黄，胁下满痛。

《针灸大成》：主臂肘厥寒，四肢不收，心痛干呕，烦渴，目黄，胁满痛，悲愁不乐。

《循经考穴编》：肩膊不举，马刀侠瘿。

（二）神门

【穴名释义】神，神明，心藏神；门，门户。本穴为心经之原穴，乃神所出入之门户，故名。

【定位】在腕前区，腕掌侧远端横纹尺侧端，尺侧腕屈肌腱的桡侧缘。（图 2-1-17）

【解剖】在尺侧腕屈肌与指浅屈肌之间，深层为指深屈肌；有尺动脉通过；布有前臂内侧皮神经，尺侧为尺神经。

【主治】①失眠，健忘，痴呆，癫狂痫；②心痛，心烦，怔忡；③吐血。

【火针刺法】快速点刺，进针 1~2mm。

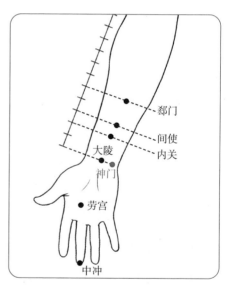

图 2-1-17 神门

【文献选摘】

《备急千金要方》：神门，主数噫恐悸不足。

《铜人腧穴针灸图经》：治疟，心烦。

《针灸大成》：主疟心烦……心性痴呆，健忘。

《玉龙歌》：痴呆之症不堪亲，不识尊卑枉骂人，神门独治痴呆病，转手骨开得穴真。

六、手太阳小肠经

（一）后溪

【穴名释义】后，后面，指穴位在小指本节的后方；溪，沟溪。握拳时，穴位所在的尺侧横纹头处，形如沟溪，故名。

【定位】在手内侧，第 5 掌指关节尺侧近端赤白肉际陷中。注：半握拳，掌远侧横纹头（尺侧）赤白肉际处。（图 2-1-18）

【解剖】在小指尺侧，第 5 掌骨小头后方，当小指展肌起点外缘；有指背动、静脉，手背静脉网；布有尺神经手背支。

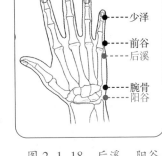

图 2-1-18 后溪、阳谷

【主治】①头项强痛，落枕，急性腰扭伤，手指及肘臂挛急；②耳聋，目赤，目翳；③热病，疟疾，盗汗；④癫狂痫。

【火针刺法】快速点刺，进针 1~2mm。

【文献选摘】

《铜人腧穴针灸图经》：治疟寒热，目赤生翳，鼻衄，耳聋，胸满，颈项强，不得回顾，癫疾，臂肘挛急。

《针灸大成》：胸满，颈项强不得回顾，癫疾，臂肘挛急，痂疥。

《通指要赋》：痫发癫狂兮，凭后溪而疗理。头项痛，拟后溪以安然。

《医宗金鉴》：盗汗后溪穴先砭。

（二）阳谷

【穴名释义】阳，阳气也；谷，两山所夹空虚之处。腕骨穴传来的湿热水气，至本穴后水气进一步吸热气化上行更高的天部层次，本穴如同阳气的生发之谷，故名。

【定位】在腕后区，尺骨茎突与三角骨之间凹陷中。注：由腕骨向上，相隔一骨（即三角骨）与尺骨茎突之间的凹陷中。（图 2-1-18）

【解剖】当尺侧腕伸肌腱的尺侧缘；有腕背侧动脉；布有尺神经手背支。

【主治】①头痛，目眩，目赤肿痛，耳鸣，耳聋；②热病；③癫狂妄言；④腕臂痛，颈颔肿。

【火针刺法】快速点刺，进针 1~2mm。

【文献选摘】

《针灸甲乙经》：热病汗不出，胸痛不可息，颔肿，寒热，耳鸣聋无所闻，阳谷主之。

《针灸大成》：主癫疾狂走。

（三）小海

【穴名释义】此穴为手太阳之合，所入为合，喻小肠经脉气至此犹如江河之水入海，故名小海。

【定位】在肘后区，尺骨鹰嘴与肱骨内上髁之间凹陷中。注：微屈肘，在尺神经沟中，用手指弹敲此处时有触电麻感直达小指。（图2-1-19）

【解剖】有尺侧上、下副动脉和副静脉以及尺返动、静脉。布有前臂内侧皮神经、尺神经本干。

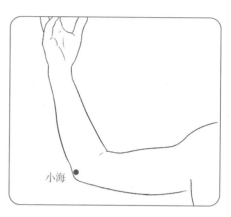

图 2-1-19　小海

【主治】①癫狂痫；②颈、项、肩、肘、臂疼痛。

【火针刺法】快速点刺，进针1~2mm。

【文献选摘】

《针灸甲乙经》：风眩头痛，小海主之。

《针灸大成》：肘腋痛肿，小腹痛，痫发羊鸣，戾颈瘈疭狂走。

（四）肩贞

【穴名释义】肩，肩部；贞，指正气，精气。古人认为，本穴在肩后缝端，为肩部正气所居之处，故名。

【定位】在肩胛区，肩关节后下方，腋后纹头直上1寸。注：臂内收时，腋后纹头直上1寸，三角肌后缘。（图2-1-20）

【解剖】在肩关节后下方，肩胛骨外侧缘，三角肌后缘，下层是大圆肌；有旋肩胛动、静脉；布有腋神经分支，最深部上方为桡神经。

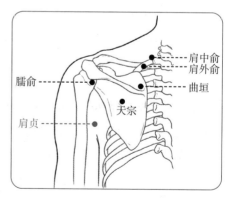

图 2-1-20　肩贞

【主治】①肩胛疼痛，手臂麻痛；②瘰疬。

【火针刺法】快速点刺，进针 2~5mm。

【文献选摘】

《针灸甲乙经》：寒热项疬适，耳无闻，引缺盆肩中热痛，麻痹不举，肩贞主之。

（五）听宫

【穴名释义】听，听觉；宫，宫殿，这里指居于中间之意。因为本穴有改善听觉的功能，又居于耳前中间，故名。

【定位】在面部，耳屏正中与下颌骨髁突之间的凹陷中。注：微张口，耳屏正中前缘凹陷中，在耳门与听会之间。（图 2-1-21）

【解剖】有颞浅动、静脉的耳前支；布有面神经及三叉神经的第三支的耳颞神经。

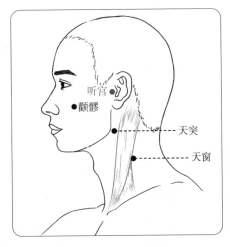

图 2-1-21　听宫

【主治】①耳鸣，耳聋，聤耳；②齿痛，失音；③癫狂，痫证。

【火针刺法】微张口，快速点刺，进针 1~2mm。

【文献选摘】

《针灸甲乙经》：癫疾，狂，瘈疭眩仆；癫疾，喑不能言，羊鸣沫出，听宫主之。

《铜人腧穴针灸图经》：治耳聋。

《针灸大成》：主失音，癫疾，心腹满，聤耳，耳聋如物填塞无闻，耳中嘈嘈㳠㳠蝉鸣。

七、足太阳膀胱经

（一）通天

【穴名释义】通，通达也。天，天部也。来自承光穴的水湿之气，至

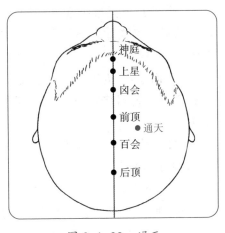

图 2-1-22　通天

本穴后此水湿之气所处为天之下部，与头部的阳气不在同一层次，经由本穴吸热后才上行至与头部阳气相同的天部层次，故名通天。

【定位】在头部，前发际正中直上4寸，旁开1.5寸。（图2-1-22）

【解剖】有帽状腱膜；有颞浅动、静脉和枕动、静脉的吻合网；布有枕大神经的分支。

【主治】①鼻流清涕，鼻衄，鼻渊，鼻窒；②头痛，头重，眩晕，口㖞。

【火针刺法】快速点刺，进针0.5~1mm。

【文献选摘】

《针灸甲乙经》：头项痛重，暂起僵仆，鼻窒鼽衄，喘息不得通，通天主之。

《百症赋》：通天去鼻内无闻之苦。

（二）天柱

【穴名释义】天，指上部，人体头部；柱，指支柱，喻人体之颈项。该穴位于项部斜方肌起始部，（颈椎骨）上端，支撑头颅，意示擎天之柱而名。

【定位】在颈后区，横平第2颈椎棘突上际，斜方肌外缘凹陷中。（图2-1-23）

【解剖】在斜方肌起部，深层为头半棘肌；有枕动、静脉干；布有枕大神经干。

【主治】①头痛，项强，眩晕；②肩背痛；③目赤肿痛，目视不明，鼻塞。

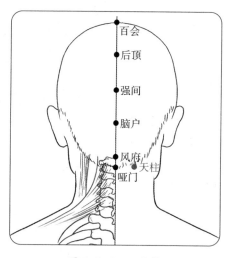

图2-1-23 天柱

【火针刺法】快速点刺，进针0.5~1mm。

【文献选摘】

《针灸甲乙经》：眩，头痛重，目如脱，项似拔，狂见鬼，目上反，项直不可以顾，暴挛，足不任身，痛欲折，天柱主之。

《外台秘要》：小儿惊痫。

《针灸大成》：项强不可以回顾。

（三）大杼

【穴名释义】大，长大；古称椎骨为杼骨，上椎尤大，本穴在其旁，故名，以穴在杼形肌肉之起端而言。

【定位】在脊柱区，第1胸椎棘突下，后正中线旁开1.5寸。（图2-1-24）

【解剖】有斜方肌、菱形肌、上后锯肌，最深层为最长肌；有第1、2肋间动、静脉后支；布有第1、2胸神经后支的皮支，深层为第1、2胸神经后支外侧支。

【主治】①项背强急，肩胛酸痛；②头痛，咳嗽，喉痹，鼻塞。

【火针刺法】快速点刺，进针2~5mm。

【文献选摘】

《针灸甲乙经》：颈项痛不可以俯仰。

《针灸大成》：筋挛，癫疾。

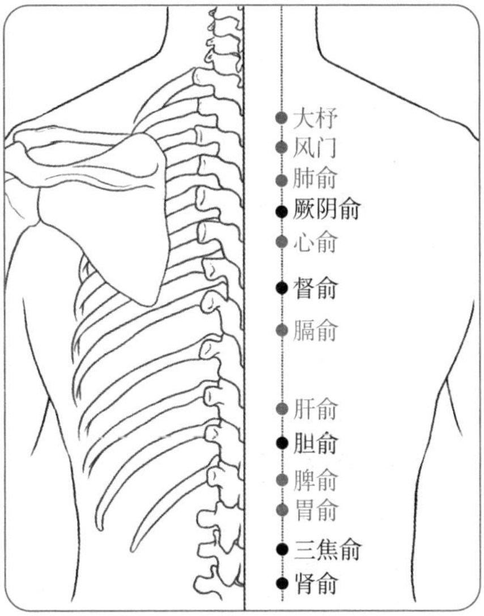

图 2-1-24 大杼、风门、肺俞、心俞、膈俞、肝俞、脾俞、胃俞

（四）风门

【穴名释义】风，指风邪；门，门户。古人认为此处是风邪出入的门户，故名。

【定位】在脊柱区，第2胸椎棘突下，后正中线旁开1.5寸。（图2-1-24）

【解剖】有斜方肌、菱形肌、上后锯肌，深层为最长肌；有第2、3肋间动、静脉后支；布有第2、3胸神经后支的皮支，深层为第2，第3胸神经后支外侧支。

【主治】①伤风，咳嗽，发热，头痛；②胸背痛。

【火针刺法】快速点刺，进针2~5mm。

【文献选摘】

《针灸甲乙经》：风眩头痛，鼻不利，时嚏，清涕自出，风门主之。

《铜人腧穴针灸图经》：伤寒颈项强。

《玉龙歌》：腠理不密咳嗽频，鼻流清涕气昏沉，须知喷嚏风门穴，咳嗽宜加艾火深。

（五）肺俞

【穴名释义】肺，肺脏；俞，指背俞穴，即脏气转输之处。本穴为肺脏之气转输之处，故名。

【定位】在脊柱区，第3胸椎棘突下，后正中线旁开1.5寸。（图2-1-24）

【解剖】穴下有斜方肌、菱形肌，深层为最长肌；有第3肋间动、静脉后支，布有第3、4胸神经后支的内侧皮支，深层为第3胸神经后支的外侧肌支。

【主治】①胸满，咳喘，咯血，喉痹；②骨蒸盗汗；③皮肤瘙痒，荨麻疹。

【火针刺法】快速点刺，进针2~5mm。

【文献选摘】

《铜人腧穴针灸图经》：传尸骨蒸劳，肺痿咳嗽。

《医宗金鉴》：肺俞内伤嗽吐红，兼灸肺痿与肺痈。

（六）心俞

【穴名释义】心，心脏；俞，指背俞穴，即脏气转输之处。本穴为心脏之气血转输之处，故名。

【定位】在脊柱区，第5胸椎棘突下，后正中线旁开1.5寸。（图2-1-24）

【解剖】有斜方肌、菱形肌，深层为最长肌。有第5、第5肋间动、静脉后支。布有第5、6胸神经后支的皮支，深层为第5、6胸神经后支外侧支。

【主治】①胸背痛，心烦，心痛；②咳嗽，吐血，盗汗；③失眠，健忘，癫狂痫。

【火针刺法】快速点刺，进针2~5mm。

【文献选摘】

《针灸甲乙经》：寒热心痛，循循然与背相引而痛。

《针灸大成》：狂走发痫，语悲泣，心胸闷乱，咳吐血，黄疸，鼻衄，目睛目昏，呕吐不下食，健忘。

《胜玉歌》：遗精白浊心俞治。

（七）膈俞

【穴名释义】膈，胸膈；俞，同输，又通枢。内通胸膈，可以开通关格，故名。

【定位】在脊柱区，第7胸椎棘突下，后正中线旁开1.5寸。（图2-1-24）

【解剖】在斜方肌下缘，有背阔肌、最长肌；有第6、7肋间动、静脉后支；布有第7、8胸神经后支的皮支，深层为第6、7胸神经后支外侧支。

【主治】①胃痛，呕吐，呃逆；②气喘，咳嗽吐血，潮热，盗汗；③瘾疹，皮肤瘙痒；④背痛，脊强。

【火针刺法】快速点刺，进针2~5mm。

【文献选摘】

《类经图翼》：诸血病者，皆宜灸之，如吐血衄血不已，虚损昏晕，血热妄行，心肺二经呕血，脏毒便血不止。

《针灸大成》：主心痛，周痹，吐食翻胃。

《医宗金鉴》：更治一切失血症。

（八）肝俞

【穴名释义】肝，肝脏；俞，指背俞穴，即脏气转输之处。本穴为肝脏之气血转输之处，故名。

【定位】在脊柱区，第9胸椎棘突下，后正中线旁开1.5寸。（图2-1-24）

【解剖】位于背阔肌、最长肌和髂肋肌之间；有第9肋间动、静脉的分支，布有第9、10胸神经后支的皮支，深层为第9、10胸神经后支的肌支。

【主治】①黄疸，胁痛；②眩晕，目赤，目视不明；③吐血，衄血；④癫狂，痫证；⑤拘挛，背脊痛。

【火针刺法】快速点刺，进针2~5mm。

【文献选摘】

《针灸甲乙经》：痉，筋痛急，互引，肝俞主之。

《铜人腧穴针灸图经》：治目生白翳。

《玉龙歌》：肝家血少目昏花，宜补肝俞力便加。

（九）脾俞

【穴名释义】脾，脾脏；俞，指背俞穴，即脏气转输之处。本穴为脾脏之气血转输之处，故名。

【定位】在脊柱区，第 11 胸椎棘突下，后正中线旁开 1.5 寸。（图 2-1-24）

【解剖】位于背阔肌、最长肌和髂肋肌之间；有第 11 肋间动、静脉的分支，布有第 11、12 胸神经后支的皮支，深层为第 11、12 胸神经后支的肌支。

【主治】①腹胀，呕吐，完谷不化，泄泻，痢疾；②黄疸，水肿；③背痛。

【火针刺法】快速点刺，进针 2~5mm。

【文献选摘】

《千金翼方》：胀满水肿，灸脾俞随年壮。

《针灸大成》：黄疸，喜欠，不嗜食。

《医宗金鉴》：小儿慢脾风证。

（十）胃俞

【穴名释义】胃，胃腑；俞，指背俞穴，即腑气转输之处。本穴为胃之气血转输之处，故名。

【定位】在脊柱区，第 12 胸椎棘突下，后正中线旁开 1.5 寸。（图 2-1-24）

【解剖】在腰背筋膜、最长肌和髂肋肌之间；有肋下动、静脉后支；布有第 12 胸神经和第 1 腰神经后支的皮支，深层为第 12 胸神经和第 1 腰神经后支外侧支。

【主治】①胃脘痛，反胃，呕吐；②肠鸣，泄泻。

【火针刺法】快速点刺，进针 2~5mm。

【文献选摘】

《针灸甲乙经》：胃中寒胀，食多，身体羸瘦，腹中满而鸣，腹䐜，风厥，胸胁支满，呕吐，脊急痛，筋挛，食不下，胃俞主之。

《医宗金鉴》：胃俞主治黄疸病，食毕头目即晕眩，疟疾善饥不能食，艾火多加可自痊。

（十一）三焦俞

【穴名释义】三焦，指胸腹腔上中下三停之空松处；俞，同输，又通枢。三焦内应全身，升阳决渎，此穴为其背俞穴，故名。

【定位】在脊柱区，第 1 腰椎棘突下，后正中线旁开 1.5 寸。注：先定第 12 胸椎棘突，下数第 1 个棘突即第 1 腰椎棘突。（图 2-1-25）

【解剖】在腰背筋膜、最长肌和髂肋肌之间；有第1、2腰动、静脉后支；布有第1、2腰神经后支的皮支，深层为第1、2腰神经后支外侧支。

【主治】①小便不利，水肿，黄疸；②腹胀，肠鸣，完谷不化，腹泻，痢疾；③腰脊强痛。

【火针刺法】快速点刺，进针3~5mm。

【文献选摘】

《铜人腧穴针灸图经》：肩背拘急，腰脊强，不得俯仰。

《针灸大成》：泄注下利，腹胀肠鸣，目眩头痛。

（十二）肾俞

【穴名释义】肾，肾脏；俞，指背俞穴，即脏气转输之处。本穴为肾脏之气血转输之处，故名。

【定位】在脊柱区，第2腰椎棘突下，后正中线旁开1.5寸。注：先定第12胸椎棘突，下数第2个棘突即第2腰椎棘突。（图2-1-25）

【解剖】在腰背筋膜、最长肌和髂肋肌之间；有第2、3腰动、静脉分支；布有第2、3腰神经后支的皮支，深层为腰丛。

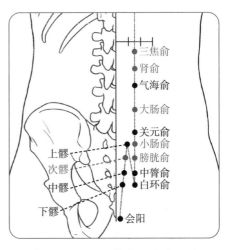

图2-1-25 三焦俞、肾俞、大肠俞、小肠俞、膀胱俞、次髎

【主治】①腰膝酸痛，头昏，耳鸣，耳聋；②遗精，阳痿，遗尿，小便频数；月经不调，白带，小便不利，水肿；③咳喘少气。

【火针刺法】快速点刺，进针3~5mm。

【文献选摘】

《备急千金要方》：肾俞，主小便难，赤浊、骨寒热。

《针灸大成》：主虚劳羸瘦，耳聋肾虚，水脏久冷。

《医宗金鉴》：主治下元诸虚，精冷无子。

（十三）大肠俞

【穴名释义】大肠，六腑之大肠；俞，指背俞穴，即腑气转输之处。本穴为大肠之气转输之处，故名。

【定位】在脊柱区，第 4 腰椎棘突下，后正中线旁开 1.5 寸。（图 2-1-25）

【解剖】在腰背筋膜、最长肌和髂肋肌之间；有第 4、5 腰动、静脉后支；布有第 4、5 腰神经皮支，深层为腰丛。

【主治】①腹痛，腹胀，肠鸣，泄泻，便秘，脱肛；痢疾，肠痈；②腰脊疼痛。

【火针刺法】快速点刺，进针 3~5mm。

【文献选摘】

《千金翼方》：主肠癖泄痢。

《铜人腧穴针灸图经》：腰痛，肠鸣腹胀，绕脐切痛，大小便不利，洞泄食不化。

《针灸大成》：主脊强不得俯仰。

（十四）小肠俞

【穴名释义】小肠，六腑之小肠；俞，指背俞穴，即腑气转输之处。本穴为小肠之气转输之处，故名。

【定位】在骶区，横平第 1 骶后孔，骶正中嵴旁开 1.5 寸。注：横平上髎。（图 2-1-25）

【解剖】在骶棘肌起始部和臀大肌起始部之间；有骶外侧动、静脉后支的外侧支；布有第 1 骶神经后支外侧支。

【主治】①小腹胀痛，痢疾，泄泻，痔疮，疝气；②遗精，白带，遗尿，尿血，小便赤涩；③腰腿痛。

【火针刺法】快速点刺，进针 3~5mm。

【文献选摘】

《备急千金要方》：主泄痢脓血五色，重下肿痛。

《针灸大成》：妇人带下。

（十五）膀胱俞

【穴名释义】膀胱，六腑之膀胱；俞，指背俞穴，即腑气转输之处。本穴为膀胱之气转输之处，故名。

【定位】在骶区，横平第 2 骶后孔，骶正中嵴旁开 1.5 寸。注：横平次髎。（图 2-1-25）

【解剖】在骶嵴肌起始部和臀大肌起始部之间；有骶外侧动、静脉后支；布有臀中皮神经分支。

【主治】①小便赤涩，癃闭，遗精，遗尿；②腹痛，泄泻，便秘；③腰脊强痛，膝足寒冷无力。

【火针刺法】快速点刺，进针3~5mm。

【文献选摘】

《铜人腧穴针灸图经》：治风劳腰脊痛。

《针灸大成》：主风劳脊急强，小便赤黄，遗溺。

（十六）次髎

【穴名释义】次，第二；髎，孔穴，这里指骶骨后孔。因为本穴在第2骶后孔中，故名次髎。

【定位】在骶区，正对第2骶后孔中。注：髂后上棘与第2骶椎棘突连线的中点凹陷处，即第2骶后孔。（图2-1-25）

【解剖】在臀大肌起始部；当骶外侧动、静脉后支处；布有第2骶神经后支。

【主治】①月经不调，赤白带下，痛经，遗精，小便赤淋；②疝气；③腰痛，腰以下至足不仁。

【火针刺法】快速点刺，进针3~5mm。

【文献选摘】

《针灸甲乙经》：女子赤白沥，心下积胀，次髎主之。

《铜人腧穴针灸图经》：治小便赤涩淋沥。

《针灸大成》：妇人赤白带下。

（十七）承扶

【穴名释义】承，承受；扶，扶持。指本穴有承受上身、扶持下肢的作用，故名。

【定位】在股后区，臀沟的中点。（图2-1-26）

【解剖】在臀大肌下缘，有坐骨神经伴行的动、静脉；布有股后皮神经、坐骨神经。

【主治】①腰、骶、臀、股部疼

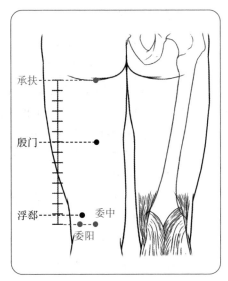

图2-1-26　承扶、委阳、委中

痛；②痔疮。

【火针刺法】快速点刺，进针 3~5mm。

【文献选摘】

《针灸甲乙经》：腰脊痛，尻脊股臀阴寒大痛。

《铜人腧穴针灸图经》：小便不利。

《针灸大成》：久痔，尻臀肿。

（十八）委阳

【穴名释义】委，委曲顺从，亦卧倒之意；阳，指外侧。即俯身卧倒屈曲膝关节而在腘窝外侧，故名。

【定位】在膝部，腘横纹上，股二头肌腱的内侧缘。注：稍屈膝，即可显露明显的股二头肌腱。（图 2-1-26）

【解剖】在股二头肌腱内侧；有膝上外侧动、静脉；布有股后皮神经，有腓总神经经过。

【主治】①小腹胀满，小便不利；②腰脊强痛，腿足拘挛疼痛，痿厥不仁。

【火针刺法】快速点刺，进针 2~5mm。

【文献选摘】

《针灸甲乙经》：腰痛引腹，不得俯仰，委阳主之。

《针灸大成》：胸满膨膨，筋急身热……小便淋沥。

（十九）委中

【穴名释义】委，委曲顺从，亦卧倒之意；阳，指外侧。即俯身卧倒屈曲膝关节而在腘窝正中央，故名。

【定位】在膝后区，腘横纹中点。（图 2-1-26）

【解剖】在腘窝正中，有腘筋膜；皮下有股、腘静脉，深层内侧为腘静脉，最深层为腘动脉；分布有股后皮神经，正当胫神经处。

【主治】①腰痛，髋关节屈伸不利，腘筋挛急，下肢痿痹、不遂；②腹痛，吐泻；③遗尿，小便难；④丹毒，疔疮。

【火针刺法】快速点刺，进针 2~5mm。

【文献选摘】

《灵枢·邪气脏腑病形》：膀胱病者，小腹偏肿而痛，以手按之，即欲小便而不得，肩上热，若脉陷，及足小趾外廉及胫踝后皆热，若脉陷，取委中。

《类经图翼》：大风眉发脱落，太阳疟从背起，先寒后热，熇熇然汗出难已，头重转筋，腰脊背痛，半身不遂，遗溺，小腹坚，风痹髀枢痛膝痛，足软无力。凡肾与膀胱实而腰痛者，刺出血妙，虚者不宜刺，慎之。此穴主泻四肢之热。委中者，血郄也，凡热病汗不出，小便难，衄血不止，脊强反折，瘛疭癫疾，足热厥逆不得屈伸，取其经血立愈。

（二十）志室

【穴名释义】志，意志；室，处所。根据中医学理论，肾藏志，该穴在肾俞两旁，又为肾气输注之处，故名。

【定位】在腰区，第2腰椎棘突下，后正中线旁开3寸。（图2-1-27）

【解剖】有背阔肌、髂肋肌；有第2、3腰动、静脉背侧支；布有第2、3腰神经外侧支。

【主治】①遗精，阳痿，阴肿痛；②小便淋沥；水肿；③腰脊强痛。

【火针刺法】快速点刺，进针3~5mm。

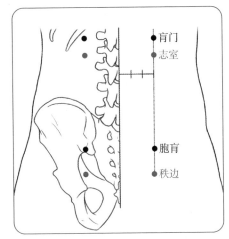

图 2-1-27　志室、秩边

【文献选摘】

《针灸甲乙经》：腰痛脊急，胁中满，小腹坚急，志室主之。

《铜人腧穴针灸图经》：小便淋沥。

《针灸大成》：梦遗失精。

（二十一）秩边

【穴名释义】秩，秩序，整齐；边，边际。该穴位于背部秩序井然诸穴之边际，故名。

【定位】在骶区，横平第4骶后孔，骶正中嵴旁开3寸。注：本穴位于骶管裂孔旁开3寸，横平白环俞。（图2-1-27）

【解剖】有臀大肌，在梨状肌下缘；正当臀下动、静脉；布有臀下神经及股后皮神经，外侧为坐骨神经。

【主治】①腰骶痛，下肢痿痹；②小便不利，阴痛；③便秘，痔疮。

【火针刺法】快速点刺，进针2~5mm。

【文献选摘】

《针灸甲乙经》：腰痛骶寒，俯仰急难，阴痛下重，不得小便，秩边主之。

《备急千金要方》：主癃闭，下重，大小便难。

《铜人腧穴针灸图经》：五痔发肿。

（二十二）承山

【穴名释义】承，承接；山，山谷。小腿部腓肠肌下端，形如山谷，该穴在其下方，故名。

【定位】在小腿后区，腓肠肌两肌腹与肌腱交角处。注：伸直小腿或足跟上提时，腓肠肌肌腹下出现尖角凹陷中（即腓肠肌内、外侧头分开的地方，呈"人"字形沟）。（图2-1-28）

【解剖】在腓肠肌两肌腹交界下端；有小隐静脉和胫后动、静脉分布；布有腓肠内侧皮神经，深层为胫神经。

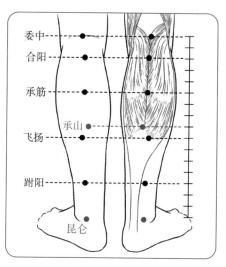

图2-1-28 承山、昆仑

【主治】①便秘，痔疮；②腿痛转筋，腰背痛，脚气；③癫疾。

【火针刺法】快速点刺，进针3~5mm。

【文献选摘】

《铜人腧穴针灸图经》：霍乱转筋，大便难。

《针灸大成》：脚气，膝肿，胫酸，脚跟痛。

《玉龙歌》：九般痔漏最伤人，必刺承山效若神。

《胜玉歌》：两股转筋承山刺。

（二十三）昆仑

【穴名释义】昆仑，原指高山。这里形容外踝尖高突如山一般，该穴在旁边，故名。

【定位】在踝区，外踝尖与跟腱之间的凹陷中。（图2-1-28）

【解剖】有腓骨短肌；布有小隐静脉及外踝后动、静脉；有腓肠神经经过。

【主治】①头痛，目眩，鼻衄；②项强，肩背拘急，腰痛，脚跟肿痛；③惊痫；④难产。

【火针刺法】快速点刺，进针 1~3mm。

【文献选摘】

《针灸甲乙经》：痉脊强，项眩痛，脚如结，腨如裂，昆仑主之；疟多汗，腰痛不能俯仰，目如脱，项如拔，昆仑主之。

《针灸大成》：妇人孕难，胞衣不出，小儿发痫瘈疭；妊娠刺之落胎。

《胜玉歌》：踝跟骨痛灸昆仑。

八、足少阴肾经

（一）太溪

【穴名释义】太，盛大；溪，溪流。本穴为足少阴肾经的原穴，经气从涌泉出来后，到此处汇聚成大溪，故名。

【定位】在踝区，内踝尖与跟腱之间的凹陷中。（图 2-1-29）

【解剖】有胫后动、静脉分布；布有小腿内侧皮神经、胫神经。

【主治】①月经不调，阴挺，阴痒，遗精，阳痿，小便不利；②咽喉肿痛，齿痛，目眩，耳鸣，耳聋；③咳嗽，气喘，咯血，消渴；④失眠，健忘；⑤腰脊痛，下肢冷痛，足跟痛。

【火针刺法】快速点刺，进针 1~3mm。

【文献选摘】

《针灸甲乙经》：消瘅，善喘，气走喉咽而不能言，手足清，溺黄，大便难，嗌中肿痛，唾血，口中热，唾如胶，太溪主之。

《针灸大成》：主久疟咳逆，心痛如锥刺，心脉沉，手足寒至节。

《通玄指要赋》：牙齿痛，吕细堪治。

《杂病穴法歌》：两足酸麻补太溪。

（二）照海

【穴名释义】照，同昭，即明显之意；海，大海。因此穴处脉气明显，宽大如海，故名。

【定位】在踝区，内踝尖下 1 寸，内踝下缘边际凹陷中。注：由内踝尖向下推，至其下缘凹陷中，与申脉内外相对。（图 2-1-29）

【解剖】在足大趾外展肌的止点处；后方有胫后动、静脉；布有小腿内侧皮神经。

【主治】①痫证夜发，失眠，嗜卧，惊恐不宁；②咽喉干痛，目赤肿痛；③月经不调，赤白带下，阴挺，小便频数，癃闭。

【火针刺法】快速点刺，进针1~2mm。

【文献选摘】

《针灸甲乙经》：惊，善悲不乐，如堕坠，汗不出，面尘黑，病饮不欲食，照海主之；卒疝，少腹痛，照海主之。

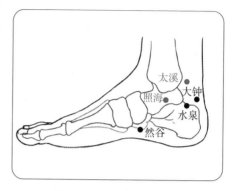

图 2-1-29　太溪、照海

《千金翼方》：女子漏下赤白，四肢酸削。

《循经考穴编》：洁古曰：癫痫夜发宜灸阴跷，即照海穴也。

《标幽赋》：取照海治喉中之闭塞。

《玉龙歌》：大便闭结不能通，照海分明在足中。

（三）复溜

【穴名释义】复，重复，返回；溜，同"流"。足少阴肾经的脉气自涌泉流至太溪后，曾绕行一圈至照海，又从太溪直上到本穴，故名。

【定位】在小腿内侧，内踝尖上2寸，跟腱的前缘。（图2-1-30）

【解剖】在比目鱼肌下方，拇长屈肌内；有胫后动、静脉分布；布有腓肠肌内侧皮神经、小腿内侧皮神经和胫神经。

【主治】①水肿，腿肿；②热病无汗或汗出不止，盗汗；③泄泻；④下肢痿痹，腰脊强痛。

【火针刺法】快速点刺，进针 2~5mm。

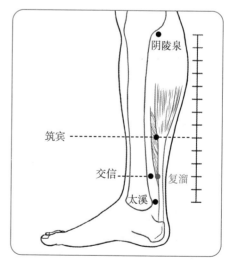

图 2-1-30　复溜

《针灸甲乙经》：骨寒热无所安，汗出不休，复溜主之；风逆四肢肿，复溜主之。

《兰江赋》：无汗更将合谷补，复溜穴泻好施针。

《天元太乙歌》：闪挫脊膂腰难转，举步多难行重蹇，遍体游气生虚浮，复溜一刺人忻羡。

《灵光赋》：复溜治肿如神医。

九、手厥阴心包经

（一）曲泽

【穴名释义】曲，屈曲，指肘弯处；泽，水归聚的地方。泽较池浅而面积较广，该穴也较曲池穴脉气浅而光，故名。

【定位】在肘前区，肘横纹上，肱二头肌腱的尺侧缘凹陷中。注：仰掌，屈肘45°，尺泽尺侧肌腱旁。（图2-1-31）

【解剖】在肱二头肌腱的尺侧，深层有旋前圆肌、肱肌；布有正中静脉、贵要静脉、肱动静脉、尺侧返动静脉的掌侧支与尺侧下副动静脉前支构成的静脉网；布有前臂内侧皮神经和正中神经的本干。

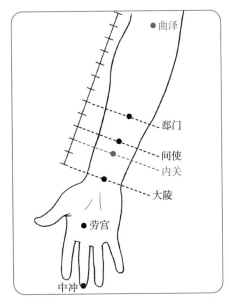

图2-1-31　曲泽、内关

【主治】①心痛，心悸，善惊；②热病，烦躁；③胃痛，呕吐，泄泻；④肘臂痛。

【火针刺法】快速点刺，进针2~5mm。

【文献选摘】

《针灸甲乙经》：心澹澹然善惊，身热烦心，口干，手清，逆气，呕（《千金》作唾）血，肘瘈，善摇头，颜青，汗出不过肩，伤寒温病，曲泽主之。

《备急千金要方》：主逆气呕涩。

（二）内关

【穴名释义】内，内侧，因本穴居于前臂屈侧面，即内侧面，与外关穴相对，故称为内；关，指出入要地。本穴擅长治疗内脏病，故名。

【定位】在前臂前区，腕掌侧远端横纹上2寸，掌长肌腱与桡侧腕屈肌腱之间。（图2-1-31）

【解剖】在掌长肌腱与桡侧腕屈肌腱之间，深部为旋前方肌。有前臂正中静脉、正中动脉和骨间前动、静脉分布；布有前臂内、外侧皮神经，深层有正中神经干及骨间前神经分布。

【主治】①心胸痛，心悸；②胃痛，呕吐，呃逆；③失眠，癫狂，痫证；④头痛，眩晕，中风；⑤肘臂挛痛。

【火针刺法】快速点刺，进针1~3mm。

【文献选摘】

《针灸甲乙经》：实则心暴痛，虚则烦心，心惕惕不能动，失智，内关主之。

《针灸大成》：中满心胸痞胀，肠鸣泄泻脱肛；疟疾内关独当。

《兰江赋》：胸中之病内关担。

十、手少阳三焦经

（一）中渚

【穴名释义】中，中间；渚，水中小洲。本穴为三焦经的输穴，三焦经好似江河水流动，脉气到这里输注流动，就像河中的小洲，故名。

【定位】在手背，第4、第5掌骨间，第4掌指关节近端凹陷中。（图2-1-32）

【解剖】下为第4骨间背侧肌；有手背静脉网、掌背动脉分布；布有尺神经皮支和尺神经肌支。

【主治】①耳聋，耳鸣，头痛，目赤，喉痹；②热病，疟疾；③肩背肘臂酸痛，颈项痛，手指屈伸不利。

【火针刺法】快速点刺，进针1~2mm。

【文献选摘】

《针灸甲乙经》：耳聋，两颞颥痛，中渚主之。

《医宗金鉴》：中渚主治肢木麻，战振蜷挛力不加，肘臂连肩红肿痛，手背痈毒治不发。

（二）阳池

【穴名释义】阳，指手背；池，水停聚之处。该穴为手少阳经气所过的原穴，犹如水之停积于池，故名。

【定位】在腕后区，腕背侧远端横纹上，指伸肌腱的尺侧缘凹陷处。（图2-1-32）

【解剖】穴下为腕背侧韧带，在指伸肌腱（桡侧）与小指伸肌腱之间；布有腕背静脉网、尺动脉腕背支的分支；有尺神经手背支、前臂后皮神经分布。

【主治】①耳聋，目痛，喉痹；②消渴，疟疾；③手腕痛，肩臂痛。

【火针刺法】快速点刺，进针1~2mm。

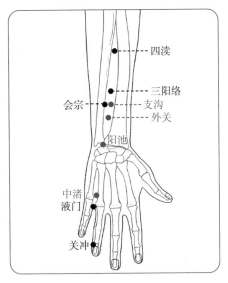

图2-1-32　中渚、阳池、外关、支沟

【文献选摘】

《针灸甲乙经》：肩痛不能自举，汗不出，颈痛，阳池主之。

《外台秘要》：主寒热痎疟，肩痛不能自举，汗不出，颈肿。

《针灸大成》：主消渴，口干烦闷，寒热疟，或因折伤手腕，捉物不得，肩臂痛不得举。

（三）外关

【穴名释义】外，指外侧，因本穴在前臂伸侧面，所以为外；关，指关隘。本穴与内关相对，以治头肢、躯干疾患为主，故名。

【定位】在前臂后区，腕背侧远端横纹上2寸，尺骨与桡骨间隙中点。（图2-1-32）

【解剖】在尺骨与桡骨之间，深部有小指伸肌、指伸肌、拇长伸肌和食指伸肌；布有头静脉和贵要静脉的属支，骨间后动、静脉；有前臂后皮神经和骨间后神经分布。

【主治】①热病；②头痛，目赤肿痛，耳聋，耳鸣，疟腮；③胸胁痛，手指疼痛，肘臂屈伸不利。

【火针刺法】快速点刺，进针 2~5mm。

【文献选摘】

《针灸甲乙经》：耳焞焞浑浑无所闻，外关主之。

《铜人腧穴针灸图经》：治肘臂不得屈伸，手五指尽痛不能握物，耳聋无所闻。

《兰江赋》：伤寒在表并头痛，外关泻动自然安。

（四）支沟

【穴名释义】支，即四肢，此指前臂；沟，沟渠。因本穴在前臂，所处位置又凹陷如沟，故名。

【定位】在前臂后区，腕背侧远端横纹上 3 寸，尺骨与桡骨间隙中点。（图 2-1-32）

【解剖】在尺骨与桡骨之间，深部有小指伸肌、拇长伸肌和前臂骨间膜；布有头静脉、贵要静脉的属支以及骨间后动、静脉；有前臂后皮神经和骨间后神经分布。

【主治】①耳聋，耳鸣，暴喑；②胁肋痛；③呕吐，便秘；④热病；⑤肘臂痛，肩背酸重。

【火针刺法】快速点刺，进针 2~5mm。

【文献选摘】

《针灸甲乙经》：肩臂酸重，胁腋急痛不举，痂疥，项不可顾，支沟主之；暴喑不能言，支沟主之。

《铜人腧穴针灸图经》：治热病汗不出，肩臂酸重，胁腋痛，四肢不举，霍乱呕吐，口噤不开。

《杂病穴法歌》：大便虚秘补支沟。

《胜玉歌》：筋疼闭结支沟穴。

（五）肩髎

【穴名释义】肩，肩部；髎，孔穴，指临近骨缝的孔隙。本穴在肩部，且举臂时出现凹陷，故名。

【定位】正坐或俯卧位，在肩部，肩髃后方，当臂外展时，于肩峰后下方呈现凹陷处。在三角肌区，肩峰角与肱骨大结节两骨间凹陷中。（图 2-1-33）

【解剖】在肩峰的后下方，三角肌中，深部有小圆肌、大圆肌和背阔肌腱；有旋肱后动、静脉分布；布有锁骨上外侧神经、腋神经、肩胛下神经。

【主治】肩臂痛，肩重不能举，中风不遂。

【火针刺法】快速点刺，进针1~3mm。

【文献选摘】

《针灸甲乙经》：肩重不举，臂痛。

（六）翳风

【穴名释义】翳，遮掩；风，致病的风邪。因本穴可以治疗风邪引起的疾病，又被耳垂所遮掩，故名。

【定位】在颈部，耳垂后方，乳突下端前方凹陷中。（图2-1-34）

【解剖】在耳后动、静脉，颈外浅静脉；布有耳大神经，深层为面神经干从茎乳突穿出处。

【主治】①耳聋，耳鸣；②口㖞，齿痛，口噤；③颊肿，瘰疬；④呃逆。

【火针刺法】快速点刺，进针1~3mm。

【文献选摘】

《针灸大成》：主耳鸣、耳聋，口眼㖞斜，脱颔颊肿，口噤不开，不能言，口吃，牙车急，小儿喜欠。

《玉龙歌》：耳聋气闭痛难言，须刺翳风穴始痊，亦治项上生瘰疬，下针泻动即安然。

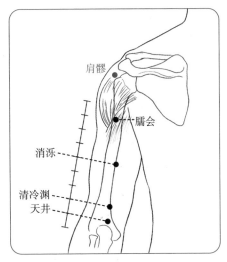

图 2-1-33　肩髎

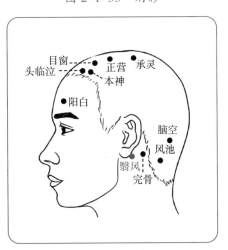

图 2-1-34　翳风

十一、足少阳胆经

（一）悬颅

【穴名释义】本穴在颞浅动脉处，承颔厌之气下行，即犹如头上经气悬行于颅侧，故名。

【定位】在头部，当头维与曲鬓弧形连线的中点处。（图 2-1-35）

【解剖】在颞肌中；有颞浅动、静脉额支；布有耳颞神经颞支。

【主治】①偏头痛，面肿；②目外眦痛，齿痛。

【火针刺法】快速点刺，进针 0.5~1mm。

（二）悬厘

【穴名释义】悬，悬挂；厘，是长毛与强屈之毛。该穴像在强屈之鬓发长毛处。故名。

【定位】在头部，当头维与曲鬓弧形连线上四分之三与下四分之一交点处。（图 2-1-35）

【解剖】在颞肌中；有颞浅动、静脉额支；布有耳颞神经颞支。

【主治】①偏头痛；②目外眦痛，上齿痛，耳鸣。

【火针刺法】快速点刺，进针 0.5~1mm。

（三）曲鬓

【穴名释义】曲，弯曲；鬓，鬓角。指该穴当鬓角之弯曲处，故名。

【定位】在头部，耳前鬓角发际后缘与耳尖水平交点处。（图 2-1-35）

【解剖】在颞肌中；有颞浅动、静脉额支；布有耳颞神经颞支。

【主治】①偏头痛；②目赤肿痛，齿痛，口噤，颔颊肿。

【火针刺法】快速点刺，进针 0.5~1mm。

【文献选摘】

《针灸甲乙经》：颈颔支满，痛引牙齿，口噤不开，急痛不能言，曲鬓主之。

《针灸大成》：主颔颊肿，引牙车不得开，急痛，口噤不能言，颈项不得回顾，脑两角痛为巅风，引目眇。

（四）率谷

【穴名释义】该穴在侧头骨与颞骨接缝处，其缝犬牙交错，曲如蛇形。《孙子》："夫用兵者，譬如率然，率然者，常山之蛇也。"谷即缝也，故名此缝为率谷。

【定位】在头部，当耳尖直上入发际 1.5 寸。注：角孙直上，入发际 1.5 寸。咀嚼时，以手按之有肌肉鼓动。（图 2-1-35）

【解剖】在颞肌中，有颞动，静脉额支；布有耳颞神经和枕大神经会合支。

【主治】①偏正头痛，眩晕；②呕吐；③小儿惊风。

【火针刺法】快速点刺，进针0.5~1mm。

【文献选摘】

《针灸甲乙经》：醉酒风热，两角（一作两目）眩痛，不能饮食，烦满呕吐，率谷主之。

《类经图翼》：主治脑病，两头角痛，胃膈寒痰，烦闷呕吐，酒后皮风肤肿。

《医宗金鉴》：率谷酒伤吐痰眩。

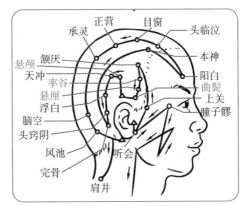

图 2-1-35　悬颅、悬厘、曲鬓、率谷

（五）阳白

【穴名释义】阳，指额部；白，光明之意。本穴在前额，又有治疗眼病的作用，故名。

【定位】在前额部，眉上 1 寸，瞳孔直上。（图 2-1-36）

【解剖】在额肌中，有额动、静脉，布有额神经外侧支。

【主治】①头痛，眩晕；②目眩，目痛，雀目，眼睑动，面瘫。

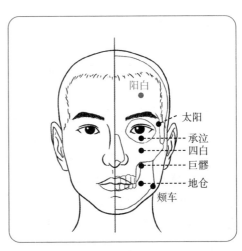

图 2-1-36　阳白

【火针刺法】快速点刺，进针 0.5~1mm。

【文献选摘】

《针灸甲乙经》：头目瞳子痛，不可以视，夹项强急，不可以顾。

《类经图翼》：主治头痛，目昏多眵，背寒栗，重衣不得温。

（六）脑空

【穴名释义】本穴位于大小脑之间，即脑之空隙处，故名。

【定位】在头部，横平枕外隆凸上缘，风池穴直上。（图 2-1-37）

【解剖】在枕肌中；布有枕大神经，枕动、静脉，面神经耳后支。

【主治】①头痛，眩晕，颈项强痛；②耳聋，目赤肿痛，鼻衄；③热病；④癫疾，惊悸。

【火针刺法】快速点刺，进针 0.5~1mm。

【文献选摘】

《针灸大成》：主劳疾羸瘦，体热，颈项强不得回顾，头重痛不可忍，目瞑，心悸，发即为癫风，引目眇，鼻痛。魏武帝患头风，发即心乱目眩，华佗针脑空方愈。

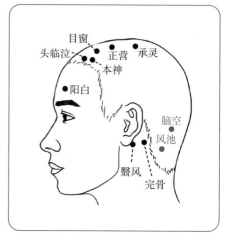

图 2-1-37　脑空、风池

（七）风池

【穴名释义】风，指风邪；池，池塘，这里指凹陷。本穴在项侧凹陷处，是风邪易于侵犯的地方，故名。

【定位】在颈后区，枕骨之下，胸锁乳突肌上端与斜方肌上端之间的凹陷中。注：项部枕骨下两侧，横平风府，胸锁乳突肌与斜方肌两肌之间凹陷中。（图 2-1-37）

【解剖】在斜方肌和胸锁乳突肌之间；浅层布有枕小神经和枕动、静脉的分支或属支；深层有枕大神经。

【主治】①头痛，耳鸣，耳聋，目赤痛，目不明，夜盲，迎风流泪，鼻渊，鼻衄，鼻塞，口眼㖞斜，牙痛，喉痹；②伤风，热病；③中风，眩晕，头摇震颤；④失眠，健忘；⑤颈项强痛，半身不遂，肩痛不举。

【火针刺法】快速点刺，进针 1~3mm。

【文献选摘】

《针灸甲乙经》：颈痛项不得顾，目泣出，多眵矐，鼻鼽衄，目内眦赤痛，气厥，耳目不明，咽喉偻引项筋挛不收，风池主之。

《针灸大成》：主洒淅寒热，伤寒温病汗不出，目眩，苦偏正头痛，疟疾，颈项如拔，痛不得回顾。

《类经图翼》：治中风不语，牙关紧闭，汤水不能入口。

《医宗金鉴》：治肺受风寒，及偏正头风。

（八）肩井

【穴名释义】肩，肩部；井，深凹有水之处。该穴在肩部正中凹陷如井之处，故名。

【定位】在肩胛区，第7颈椎棘突下与肩峰最外侧点连线的中点。（图2-1-38）

【解剖】有斜方肌、肩胛提肌；浅层布有锁骨上神经及颈浅动、静脉的分支或属支；深层有颈横动、静脉或属支和肩胛背神经的分支。

【主治】①肩背痹痛，颈项强痛，手臂不举；②乳痈，乳汁不下，难产；③瘰疬。

【火针刺法】快速点刺，进针2~5mm。

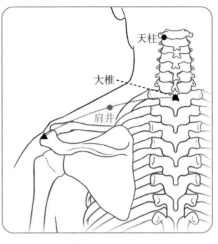

图 2-1-38　肩井

【文献选摘】

《针灸甲乙经》：肩背髀痛，臂不举，寒热凄索，肩井主之。

《千金翼方》：凡难产，针两肩井一寸，泻之，须臾即生也。

《儒门事亲》：乳汁不下……针肩井二穴，亦效。

《针灸大成》：主中风，气塞涎上不语，气逆，妇人难产。

《类经图翼》：孕妇禁针。

（九）居髎

【穴名释义】居，通"倨"，即蹲下之意；髎，指空隙。在蹲下时，股部出现凹陷处即本穴，故名。

【定位】在髋部，髂前上棘与股骨大转子最凸点连线的中点处。（图2-1-39）

【解剖】浅部为阔筋膜，深部为臀中肌及臀小肌，浅层布有臀上皮神经和髂腹下神经外侧皮支。深层有臀上动、静脉的分支或属支和臀上神经。

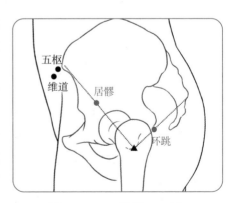

图 2-1-39　居髎、环跳

【主治】①腰胯痛，下肢痹痛，足痿；②疝气，少腹痛。

【火针刺法】快速点刺，进针 3~5mm。

（十）环跳

【穴名释义】环，为圆形，指臀部；跳，跳跃。因本穴在臀部，又治疗下肢活动方面的疾病，故名。

【定位】在臀区，侧卧屈股，当股骨大转子最凸点与骶管裂孔连线的外1/3与内2/3交点处。（图2-1-39）

【解剖】浅层布有臀上皮神经。深层有坐骨神经，臀下神经，股后皮神经和臀下动、静脉等。

【主治】①腰胯痛，半身不遂，下肢痿痹，膝踝肿痛；②风疹。

【火针刺法】快速点刺，进针0.5~1cm。

【文献选摘】

《针灸甲乙经》：腰胁相引痛急，髀筋瘛，胫痛不可屈伸，痹不仁，环跳主之。

《铜人腧穴针灸图经》：治冷风湿痹，风疹，偏风半身不遂，腰胯痛不得转侧。

《席弘赋》：冷风冷痹疾难愈，环跳腰间针与烧。

《玉龙歌》：环跳能治腿股风。

（十一）风市

【穴名释义】风，指被风邪侵袭的疾病；市，集市，聚集。因为本穴可治疗多种风邪所致的疾病，故名。

【定位】在股部，直立垂手，掌心贴于大腿时，中指尖所指凹陷中，髂胫束后缘。注：稍屈膝，大腿稍内收提起，可显露髂胫束。（图2-1-40）

【解剖】浅层布有股外侧皮神经。深层有旋股外侧动脉降支的肌支和股神经的肌支。

【主治】①半身不遂，下肢痿痹；②遍身瘙痒，脚气；③暴聋。

【火针刺法】快速点刺，进针3~5mm。

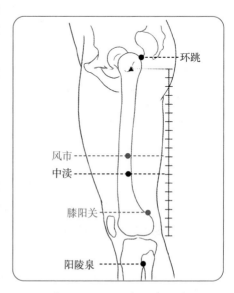

图2-1-40　风市、膝阳关

【文献选摘】

《针灸大成》：主中风腿膝无力，脚气，浑身瘙痒，麻痹，厉风疮。

《医宗金鉴》：风市主治腿中风，两膝无力脚气冲，兼治浑身麻瘙痒，艾火烧针皆就功。

（十二）膝阳关

【穴名释义】阳，指人体的外侧；关，机关，关节。该穴在膝关节外侧的关要之处，故名。

【定位】在膝部，股骨外上髁后上缘，股二头肌腱与髂胫束之间的凹陷中。（图 2-1-40）

【解剖】在髂胫束后方，股二头肌腱前方；有膝上外侧动、静脉；布有股外侧皮神经末支。

【主治】膝髌肿痛，小腿麻木，腘筋挛急。

【火针刺法】快速点刺，进针 2~5mm。

（十三）阳陵泉

【穴名释义】阳，指外，这里指小腿外侧面；陵，高突处，这里指腓骨小头；泉，指凹陷部。本穴在小腿外侧，腓骨小头下凹陷中，故名。

【定位】在小腿外侧，当腓骨头前下方凹陷处。（图 2-1-41）

【解剖】当腓骨长、短肌之中；浅层布有腓肠外侧皮神经。深层有胫前返动、静脉，膝下外侧动，静脉的分支或属支和腓总神经分支。

【主治】①胸胁胀痛，呕吐，口苦，善太息，黄疸；②半身不遂，下肢痿痹，膝髌肿痛，肩痛，颈项痛；③小儿惊风，破伤风。

【火针刺法】快速点刺，进针 2~5mm。

【文献选摘】

《针灸甲乙经》：胁下支满，呕吐逆，阳陵泉主之。

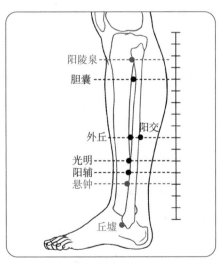

图 2-1-41 阳陵泉、悬钟、丘墟

《铜人腧穴针灸图经》：治膝伸不得屈，冷痹脚不仁，偏风半身不遂，脚冷无血色。

《针灸大成》：主膝伸不得屈，髀枢膝骨冷痹，脚气，膝股内外廉不仁，偏风半身不遂，脚冷无血色，苦嗌中介然，头面肿，足筋挛。

《杂病穴法歌》：胁痛只须阳陵泉。

（十四）悬钟

【穴名释义】悬，悬挂；钟，即踵，指足跟。因该穴在上面，而足跟像垂挂在下面，故名。

【定位】在小腿外侧，外踝尖上 3 寸，腓骨前缘。（图 2-1-41）

【解剖】在腓骨短肌与趾长伸肌分歧部；浅层布有腓肠外侧皮神经。深层有腓深神经的分支。如穿透小腿骨间膜可刺中腓动、静脉。

【主治】①颈项强痛，落枕，胸胁满痛；②半身不遂，下肢痹痛。

【火针刺法】快速点刺，进针 1~3mm。

【文献选摘】

《素问·刺疟》：骱酸痛甚，按之不可，名曰胕髓病，以镵针针绝骨出血，立已。

《千金翼方》：治风，身重心烦，足胫疼，灸绝骨百壮。

《医学入门》：主心腹胀满，胃热不食，膝胫痛，筋挛足不收，五淋，湿痹流肿，筋急瘈疭，小儿腹满不食，四肢不举，风劳身重。

《医宗金鉴》：主治胃热，腹胀，胁痛，脚气，脚胫湿痹，浑身瘙痒，趾疼等症。

（十五）丘墟

【穴名释义】丘，丘陵；墟，同"虚"。该穴在高大如丘的外踝基底方之空软处，故名。

【定位】在踝区，外踝的前下方，趾长伸肌腱的外侧凹陷中。（图 2-1-41）

【解剖】在趾短伸肌起点；有外踝前动、静脉分支；布有足背中间皮神经分支及腓浅神经分支。

【主治】①目赤肿痛，目翳；②胸胁痛，颈项痛，下肢痿痹，半身不遂，踝扭伤，足下垂；③疟疾。

【火针刺法】快速点刺，进针 1~3mm。

《针灸甲乙经》：目视不明，振寒，目𥉂，瞳子不见，腰两胁痛，脚酸转筋，丘墟主之。

《备急千金要方》：主脚急肿痛，战掉不能久立，跗筋足挛。

《类经图翼》：主治胸胁满痛不得息，寒热，目生翳膜，颈肿，久疟振寒，痿厥腰腿酸痛，髀枢中痛，转筋足胫偏细，小腹坚卒疝。

（十六）侠溪

【穴名释义】侠，通"挟"，通"夹"；溪，是山洼流水之沟；又筋膜之连接处，即古之所谓"肉之小会"。该穴在小四趾夹缝中，故名。

【定位】在足背，第4、5趾间，趾蹼缘后方赤白肉际处。（图2-1-42）

【解剖】有趾背侧动、静脉；布有足背中间皮神经之趾背侧神经。胫侧有到第4趾的趾长伸肌腱和趾短伸肌腱，腓侧有到第5趾的趾长伸肌腱。

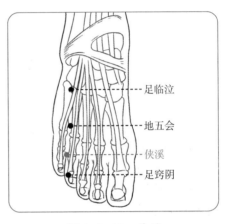

图 2-1-42　侠溪

【主治】①头痛，目眩，目赤肿痛，耳鸣，耳聋，颊肿；②惊悸；③胸胁痛，足跗肿痛。

【火针刺法】快速点刺，进针0.5~1mm。

十二、足厥阴肝经

（一）行间

【穴名释义】行，通行；间，中间。比喻足厥阴肝经的经气，行于两趾之间的本穴，故名。

【定位】在足背，当第1、2趾间，趾蹼的后方赤白肉际处。（图2-1-43）

【解剖】有足背静脉网；第1趾背侧动、静脉；腓神经的跖背侧神经分为趾背神经的分歧处。

【主治】①中风，癫痫，头痛，目眩，目赤肿痛，青盲，口㖞；②月经不调，痛经，闭经，崩漏，带下，疝气，遗尿，癃闭；③胁肋疼痛。

【**火针刺法**】快速点刺，进针 0.5~1mm。

【**文献选摘**】

《针灸甲乙经》：癫疾，短气呕血，胸背痛，行间主之。

《备急千金要方》：主心痛，色苍苍然如死灰状，终日不得太息。

《针灸大成》：妇人小腹肿，面尘脱色，经血过多不止，崩中，小儿急惊风。

《医宗金鉴》：主治小儿急慢惊风，及妇人血蛊癥瘕，浑身肿，单腹胀等症。

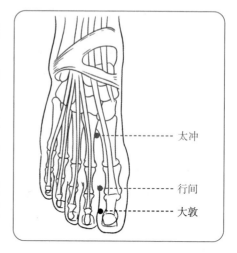

太冲

行间

大敦

图 2-1-43　行间、太冲

（二）太冲

【**穴名释义**】太，盛大之意；冲，冲盛。此穴是足厥阴肝经的原穴，气血旺盛，故名。

【**定位**】在足背，第 1、2 跖骨之间，跖骨底结合部前方凹陷中，或触及动脉搏动。注：从第 1、2 跖骨间向后推移至底部的凹陷中取穴。（图 2-1-43）

【**解剖**】在拇长伸肌腱外侧，有足背静脉网，第 1 跖背动脉；布有腓深神经的背侧神经，深层为胫神经的最低内侧神经。

【**主治**】①头痛，眩晕，耳鸣，目赤肿痛，口㖞，咽痛；②中风，癫狂，小儿惊风；③黄疸，胁痛，腹胀，呃逆；④月经不调，痛经，经闭，崩漏，带下；⑤癃闭，遗尿，疝气；⑥下肢痿痹，足跗肿痛。

【**火针刺法**】快速点刺，进针 1~3mm。

【**文献选摘**】

《针灸甲乙经》：痉，互引善惊，太冲主之。

《备急千金要方》：太冲，主黄疸，热中喜渴。

《铜人腧穴针灸图经》：治胸胁支满，足寒，大便难，呕血，女子漏血不止，小儿卒疝呕逆。

《医宗金鉴》：主治急慢惊风，羊痫风证；及咽喉疼痛，心腋胀满，寒湿脚气痛，行步难，小腹疝气，偏坠疼痛，两目昏暗，腰背疼痛等症。

（三）曲泉

【穴名释义】曲，弯曲；泉，水从窟穴而出。该穴位于膝关节屈曲的凹陷之处，经气深邃如泉，故名。

【定位】在膝部，腘横纹内侧端，半腱肌肌腱内缘凹陷中。（图 2-1-44）

【解剖】在胫骨内髁后缘，半膜肌、半腱肌止点前上方，缝匠肌后缘；浅层有大隐静脉，深层有腘动、静脉；布有隐神经、闭孔神经，深向腘窝可及胫神经。

【主治】①月经不调，痛经，带下，阴挺，阴痒，产后腹痛；②遗精，阳痿，小便不利，疝气；③膝髌肿痛，下肢痿痹。

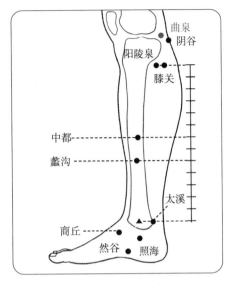

图 2-1-44　曲泉

【火针刺法】快速点刺，进针 1~3mm。

【文献选摘】

《备急千金要方》：主筋挛，膝不得屈伸。

《千金翼方》：男子失精，膝胫疼冷，灸曲泉百壮。

《针灸大成》：女子血瘕，按之如汤浸股内，小腹肿，阴挺出，阴痒。

《类经图翼》：主治疝阴股痛，小便难，少气，泄痢脓血。

（四）期门

【穴名释义】期，周期，期待；门，出入通达之处。该穴为肝经气血运动周期的出入门户，故名。

【定位】在胸部，第6肋间隙，前正中线旁开4寸。注：女性在锁骨中线与第6肋间隙交点处。（图 2-1-45）

【解剖】有腹直肌，肋间肌；有肋间动、静脉；布有第6、7肋间

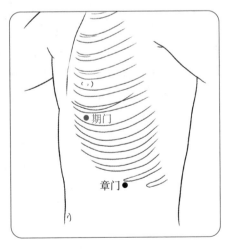

图 2-1-45　期门

神经。

【主治】①胸胁胀痛，呕吐，吞酸，呃逆，腹胀，腹泻；②奔豚气；③乳痈。

【火针刺法】快速点刺，进针 1~3mm。

【文献选摘】

《针灸甲乙经》：妇人产余疾，食饮不下，胸胁支满，目眩，足寒，心切痛，善噫，闻酸臭，胀痹，腹满，少腹尤大，期门主之。

《备急千金要方》：期门，主喘逆，卧不安席，咳，胁下积聚。

《铜人腧穴针灸图经》：治胸中烦热，奔豚上下，目青而呕，霍乱泄利、腹坚硬，犬喘不得安卧，胁下积气。

十三、督脉

（一）腰阳关

【穴名释义】腰，指腰部；阳，指下焦阳气；关，机关，关要。该穴为腰部之要冲，为下焦关藏元气之处，是腰部运动之机关，故名。

【定位】在脊柱区，第 4 腰椎棘突下凹陷中，后正中线上。（图 2-1-46）

【解剖】腰阳关穴下为皮肤、皮下组织、棘上韧带、棘间韧带、弓间韧带。浅层主要布有第 4 腰神经后支的内侧支和伴行的动、静脉。深层有棘间的椎外（后）静脉丛，第 4 腰神经后支的分支和第 4 腰动、静脉的背侧支的分支或属支。

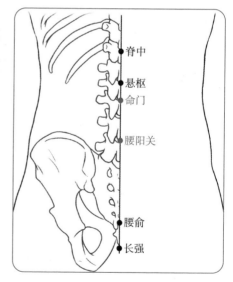

图 2-1-46　腰阳关、命门

【主治】①腰骶疼痛，下肢痿痹；②月经不调，赤白带下，遗精，阳痿；③便血。

【火针刺法】快速点刺，进针 3~5mm。

（二）命门

【穴名释义】命，生命，重要之意；门，出入通达之处。指该穴为生气出入通达与维系生命之处，故名。

【定位】在脊柱区，第 2 腰椎棘突下凹陷中，后正中线上。（图 2-1-46）

【解剖】穴下为皮肤、皮下组织、棘上韧带、棘间韧带、弓间韧带。浅层主要布有第 2 腰神经后支的内侧支和伴行的动、静脉。深层有棘间的椎外（后）静脉丛，第 1 腰神经后支的分支和第 1 腰动、静脉背侧支的分支或属支。

【主治】①虚损腰痛，下肢痿痹；②遗精，阳痿，早泄，赤白带下，月经不调，胎屡堕，遗尿，尿频；③泄泻；④痫证。

【火针刺法】快速点刺，进针 3~5mm。

【文献选摘】

《针灸甲乙经》：头痛如破，身热如火，汗不出，瘈疭，寒热，汗不出，恶寒里急，腰腹相引痛，命门主之。

《类经图翼》：肾虚腰痛，赤白带下，男子泄精耳鸣，手足冷痹挛疝，惊恐头眩。

（三）大椎

【穴名释义】大，巨大；椎，脊椎。第 7 颈椎为颈椎椎体中最大者，该穴在其下，故名。

【定位】在脊柱区，第 7 颈椎棘突下凹陷中，后正中线上。（图 2-1-47）

【解剖】大椎穴下为皮肤、皮下组织、棘上韧带、棘间韧带。浅层主要布有第 8 颈神经后支的内侧皮支和棘突间皮下静脉丛。深层有棘突间的椎外（后）静脉丛，第 8 颈神经后支的分支。

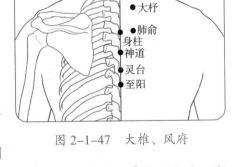

图 2-1-47　大椎、风府

【主治】①热病，疟疾，骨蒸潮热，咳嗽，气喘；②癫狂痫，小儿惊风；③风疹，痤疮；④肩颈背痛，脊项强急，角弓反张。

【火针刺法】快速点刺，进针 1~3mm。

【文献选摘】

《针灸甲乙经》：伤寒热盛，烦呕，大椎主之。

《类经图翼》：又治颈瘿，灸百壮。

《备急千金要方》：凡灸疟者，必先问其病之所先发者，先灸之。从头项发者，于未发前预灸大椎尖头，渐灸，过时止；从腰脊发者，灸肾俞百壮；从手臂发者，灸三间。

《玉龙歌》：满身发热痛为虚，盗汗淋淋渐损躯，须得百劳椎骨穴，金针一刺疾俱除。

（四）风府

【穴名释义】风，指风邪；府，府库。该穴为风邪最易储积与治风所宜取之处，故名。

【定位】在颈后区，枕外隆凸直下，两侧斜方肌之间凹陷中。注：正坐，头稍仰，使颈部斜方肌松弛，从项后发际正中上推至枕骨而止即是本穴。（图2-1-47）

【解剖】在项韧带、项肌中，深部为环枕后膜和小脑延髓池；有枕动、静脉分支及棘间静脉丛；布有第3颈神经及枕大神经支。

【主治】①头痛，眩晕，颈项强急，中风，癫狂；②失音，中风不语，咽喉肿痛，目痛，鼻衄。

【火针刺法】快速点刺，进针1~3mm。

【文献选摘】

《针灸甲乙经》：足不仁，刺风府；头痛项急，不得倾倒，目眩，鼻不得喘息，舌急难言，刺风府主之；狂易多言不休，及狂走欲自杀，及目妄见，刺风府。

《备急千金要方》：风府穴，治头中百病，马黄黄疸等病。

《肘后歌》：腿脚有疾风府寻。

《杂病穴法歌》：伤寒一日刺风府。

（五）百会

【穴名释义】百，百脉；会，朝会。该穴居一身之最高，百脉百骸皆仰望朝会，故名。

【定位】在头部，前发际正中直上5寸。注：①在前、后发际正中连线的中点向前1寸凹陷中。②折耳，两耳尖向上连线的中点。（图2-1-48）

【解剖】在帽状腱膜中；有左右颞浅动、静脉吻合网；布有枕大神经及额神经分支。

【主治】①头痛，头胀，眩晕，耳鸣；②失眠，健忘，癫狂痫；③阴挺，脱肛，泄泻。

【火针刺法】快速点刺，进针0.5~1mm。

【文献选摘】

《针灸甲乙经》：顶上痛，风头重，目如脱，不可左右顾，百会主之。

《太平圣惠方》：若频灸，恐拔气上，令人眼暗；主脑重，鼻塞，头目眩痛，少心力，忘前失后，心神恍惚；及小儿脱肛。

《普济方》：北人始生子，则灸此穴，盖防他日惊风也。

《胜玉歌》：头痛眩晕百会好。

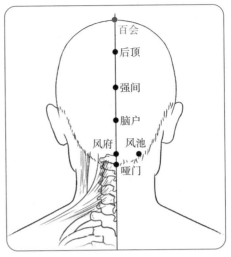

图 2-1-48　百会

（六）上星

【穴名释义】上，指头部；星，指精气。该穴在前头部正中，正为阳精聚集之处，故名。

【定位】在头部，前发际正中直上 1 寸。（图 2-1-49）

【解剖】在左右额肌交界处；有额动、静脉分支，颞浅动、静脉分支；有额神经分支。

【主治】①头痛，眩晕，鼻渊，鼻衄，目痛；②癫狂；③热病，疟疾。

【火针刺法】快速点刺，进针0.5~1mm。

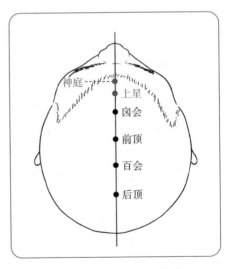

图 2-1-49　上星、神庭

【文献选摘】

《铜人腧穴针灸图经》：以细三棱针刺之，即宣泄诸阳热气，无令上冲头目；可灸七壮，不宜多灸，若频灸，即拔气上，令人目不明。

《玉龙歌》：鼻流清涕名鼻渊，先泻后补疾可痊，若是头风并眼痛，上星穴内刺无偏。

（七）神庭

【穴名释义】神，脑之元神；庭，庭堂。意指该穴为脑神所居之高贵处也，故名。

【定位】在头部，前发际正中直上 0.5 寸。（图 2-1-49）

【解剖】在左右额肌的交界处；有额动、静脉分支；布有额神经分支。

【主治】①癫狂痫，惊悸，失眠；②头痛，眩晕；③目赤肿痛，目翳，鼻渊，鼻衄。

【火针刺法】快速点刺，进针 0.5~1mm。

【文献选摘】

《针灸甲乙经》：头脑中寒，鼻衄目泣出，神庭主之；风眩善呕，烦满，神庭主之。

《类经图翼》：灸三壮，禁刺，刺之令人癫狂目失明。

十四、任脉

（一）曲骨

【穴名释义】曲骨，古代解剖名。耻骨上缘其形弯曲，古代称为曲骨。该穴在曲骨上缘之中央，故名。

【定位】在下腹部，耻骨联合上缘，前正中线上。（图 2-1-50）

【解剖】在腹白线上；有腹壁下动脉及闭孔动脉的分支；布有髂腹下神经分支。

【主治】①小便淋沥，遗尿；②遗精，阳痿，阴囊湿痒，月经不调，痛经，赤白带下。

【火针刺法】快速点刺，进针 2~5mm。

【文献选摘】

《素问·禁刺论》：刺少腹，中膀胱，溺出，令人少腹满。

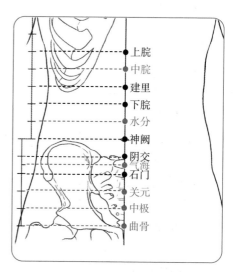

图 2-1-50　曲骨、中极、关元、气海、水分、中脘

《针灸甲乙经》：小便难，水胀满，出（溺）少，胞转不得溺，曲骨主之。

《千金翼方》：水肿胀，灸曲骨百壮。

（二）中极

【穴名释义】中，指人身上下之中，根本与内部；极，指方位，又最也，通"急"。该穴居人身之中，为元气根本与最为重要之处，且能治内急不通诸病，故名。

【定位】在下腹部，脐中下 4 寸，前正中线上。（图 2-1-50）

【解剖】在腹白线上；布有腹壁浅动、静脉，腹壁下动、静脉分支；布有髂腹下神经前皮支。

【主治】①小便不利，遗尿，癃闭，水肿；②月经不调，带下，痛经，阴挺，产后恶露不尽，胎衣不下；③遗精，阳痿，疝气。

【火针刺法】快速点刺，进针 3~5mm。

【文献选摘】

《针灸甲乙经》：脐下疝绕脐痛，冲胸不得息，中极主之；女子禁中痒，腹热痛，乳余疾，绝子内不足，子门不端，少腹苦寒，阴痒及痛，经闭不通，中极主之；丈夫失精，中极主之。

《类经图翼》：孕妇不可灸。

（三）关元

【穴名释义】关，指关藏，关闭，机关；元，元气。意为下焦元阴元阳关藏出入之所，故名。

【定位】在下腹部，脐中下 3 寸，前正中线上。（图 2-1-50）

【解剖】穴下为皮肤、皮下组织、腹白线、腹横筋膜、腹膜外脂肪、壁腹膜。浅层主要有 12 胸神经前支的前皮支和腹壁浅动、静脉的分支或属支。深层有 12 胸神经前支的分支。

【主治】①虚劳羸瘦，中风脱证，眩晕；②月经不调，带下，阴痛，阴痒，阴挺，痛经，经闭，遗精，阳痿，早泄；③遗尿，癃闭；④腹痛，泄泻，痢疾。

【火针刺法】快速点刺，进针 3~5mm。

【文献选摘】

《针灸甲乙经》：胞转不得溺，少腹满，关元主之；女子绝子，衃血在内不下，关元主之。

《太平圣惠方》引岐伯云：但是积冷虚乏病，皆宜灸之。

《类经图翼》：乃男子藏精，女子蓄血之处。

《扁鹊心书》：每夏秋之交，即灼关元千壮，久久不畏寒暑，累日不饥。人至三十，可三年一灸脐下三百壮；五十，可二年一灸脐下三百壮；六十，可一年一灸脐下三百壮；令人长生不老。

《席弘赋》：小便不禁关元好。

（四）气海

【穴名释义】气，指人身的元气与各种气病；海，广大深远之意。该穴为人身生气之海，且能主一身之气疾，故名。

【定位】在下腹部，脐中下 1.5 寸，前正中线上。（图 2-1-50）

【解剖】穴下为皮肤、皮下组织、腹白线、腹横筋膜、腹膜外脂肪、壁腹膜。浅层主要有 11 胸神经前支的前皮支和脐周静脉网。深层主要有第 11 胸神经前支的分支。

【主治】①中风脱证，虚劳羸瘦；②遗精，阳痿，疝气，月经不调，痛经，经闭，崩漏，带下，遗尿，小便不利；③腹痛，胀满，鼓胀，水肿，泄泻，便秘。

【火针刺法】快速点刺，进针 3~5mm。

【文献选摘】

《普济方》：治脏气虚惫，真气不足，一切气疾，久不瘥者，灸气海。

《类经图翼》：昔柳公度曰："吾养生无他术，但不使元气佐喜怒，使气海常温尔。今人既不能不以元气佐喜怒，若能时灸气海使温，亦其次也。"孕妇不可灸。

《胜玉歌》：诸般气证从何治，气海针之灸亦宜。

（五）水分

【穴名释义】水，指水液，水气；分，分别，分利。本穴位于脐上 1 寸，当小肠下口，是小肠分泌清浊的分水岭。《针灸聚英》载曰："穴当小肠下口，至是而泌别清浊，水液入膀胱，渣滓大肠，故曰水分。"

【定位】在上腹部，脐中上 1 寸，前正中线上。（图 2-1-50）

【解剖】在腹白线上，内部为小肠；腹壁下动、静脉分支；布有第 8、9 肋间神经前皮支的内侧支。

【主治】①水肿，小便不利；②绕脐腹痛，肠鸣，泄泻，反胃吐食。

【火针刺法】快速点刺，进针 3~5mm。

【文献选摘】

《千金翼方》主水肿胀满不能食，坚硬，灸，日七壮，至四百壮即止。忌针，针水出尽即死。水病灸至瘥止。

《外台秘要》：孕妇不可灸。

《针灸聚英》：水病灸大良。

《灵光赋》：水肿水分灸即安。

（六）中脘

【穴名释义】该穴当胃脘的中部，相对于上脘和下脘而言。中脘为胃之募穴，故治胃腑诸病，故名。

【定位】在上腹部，脐中上 4 寸，前正中线上。（图 2-1-50）

【解剖】穴下为皮肤、皮下组织、腹白线、腹横筋膜、腹膜外脂肪、壁腹膜。浅层主要布有第 8 胸神经前支的前皮支和腹壁浅静脉的属支。深层有第 8 胸神经前支的分支。

【主治】①胃脘痛，腹胀，呕吐，呃逆，黄疸；②癫狂，痫证，尸厥，惊风，失眠，心悸，怔忡。

【火针刺法】快速点刺，进针 3~5mm。

【文献选摘】

《针灸甲乙经》：腹胀不通，寒中伤饱，食饮不化，中脘主之；溢饮胁下坚痛，中脘主之。

《针灸聚英》：针一寸二分，灸七壮；胃虚而致太阴无所禀者，于足阳明募穴中导引之。

《循经考穴编》：一切脾胃之疾，无所不疗。

（七）膻中

【穴名释义】膻，同"袒"；中，指胸中。该穴为心包络穴，内外相应也，位于两乳中间，必须袒胸而取，故名。

【定位】在胸部，横平第 4 肋间隙，前正中线上。（图 2-1-51）

【解剖】在胸骨体上，有胸部（乳房）内动、静脉的前穿支；布有第 4 肋间神经前皮支的内侧支。

【主治】①胸闷，咳喘，胸痛，心痛，心悸；②乳少，乳痈，乳癖；③呃逆，呕吐。

【火针刺法】快速点刺，进针 0.5~1mm。

【文献选摘】

《难经》：上焦者，在心下，下膈，在胃上口，主纳而不出，其治在膻中。

《针灸甲乙经》：咳逆上气，唾喘短气不得息，口不能言，膻中主之。

《类经图翼》：主治一切上气短气，痰喘哮嗽，咳逆噎气，隔食反胃，喉鸣气喘，肺痛呕吐涎沫脓血，妇人乳汁少，此气之会也。凡上气不下，及气噎气隔气痛之类，均宜灸之。一传治伤寒风痰壅盛。

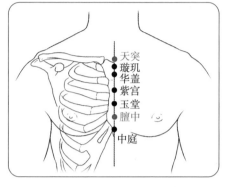

图 2-1-51　膻中、天突

（八）天突

【穴名释义】天气通于肺，穴处犹如肺气出入之灶突也。本穴居胸腔最上的喉头，既为清气之所入，又为浊气之所出，故名。

【定位】在颈前区，胸骨上窝中央，前正中线上。（图 2-1-51）

【解剖】在左右胸锁乳突肌之间，深层左右为胸骨舌骨甲状肌；布有皮下颈静脉弓，甲状腺下动脉分支，深层为气管，再向下，在胸骨柄后方为无名静脉及主动脉弓；布有锁骨上神经前支。

【主治】①胸痛，咳喘；②咽喉肿痛，暴喑；③瘿气，梅核气，噎膈。

【火针刺法】快速点刺，进针 1~2mm。

【文献选摘】

《针灸甲乙经》：咳上气喘，暴喑不能言，及舌下夹缝青脉，颈有大气，喉痹，咽中干，急不得息，喉中鸣。翕翕寒热，颈肿肩痛，胸满腹皮热，衄，气短哽心痛，瘾疹，头痛，面皮赤热，身肉尽不仁，天突主之。

《灵光赋》：天突宛中治喘痰。

第二节　经外奇穴

一、头颈部奇穴

（一）上迎香

【穴名释义】上，上下之上；迎，迎接；香，香味，泛指气味。该穴在鼻部，大肠经迎香穴的上方，故名。

【定位】在面部，当鼻翼软骨与鼻甲交界处，近鼻唇沟上端处。（图2-2-1）

【解剖】穴下有皮肤、皮下组织、提上唇鼻翼肌。分布有眶下神经，滑车下神经的分支，面神经的颊支和内眦动、静脉。

【主治】①鼻鼽、鼻渊、鼻中息肉；②迎风流泪，眼睑𝜛动；③头痛，头面疔疮等。

【火针刺法】快速点刺，进针0.5~1mm。

【文献选摘】

《银海精微》：烂弦火穴法：鱼尾二穴，睛明二穴，上迎香二穴，攒竹二穴，太阳二穴……久流冷泪，灸上迎香二穴，天府二穴，肝俞二穴，第九骨开各对寸半。

《备急千金要方》：久流冷泪，灸上迎香二穴，天府二穴，肝俞二穴。

（二）颈百劳

【穴名释义】百，形容数多；劳，

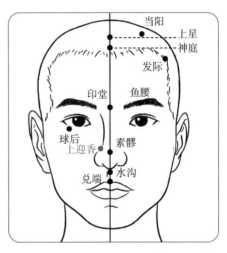

图 2-2-1　上迎香

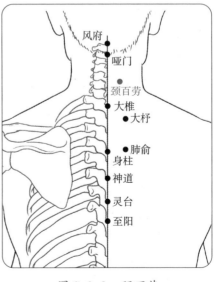

图 2-2-2　颈百劳

劳累，劳损。该穴居颈项部，有主治多种虚劳之症的作用，故名。

【定位】在项部，第7颈椎棘突直上2寸，后正中线旁开1寸。（图2-2-2）

【解剖】穴下为皮肤、皮下组织、斜方肌、上后锯肌、头颈夹肌、头半棘肌和多裂肌。浅层布有第4、5颈神经后支的皮支；深层有第4、5颈神经后支的分支。

【主治】①咳嗽，哮喘，骨蒸潮热，盗汗自汗；②颈项强痛。

【火针刺法】快速点刺，进针2~5mm。

【文献选摘】

《针灸经穴图考》：颈项瘰疬。

（三）牵正

【穴名释义】本穴位于面颊、耳前，能纠偏正斜，为治口眼㖞斜之要穴，故名。

【定位】耳垂前0.5~1寸，在咬肌中。（图2-2-3）

【解剖】在咬肌中，皮下有腮腺；有咬肌动、静脉分支；布有面神经颊支和咬肌神经。

【主治】口眼㖞斜，口疮。

【火针刺法】快速点刺，进针2~5mm。

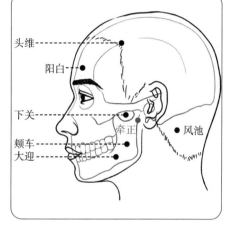

图2-2-3 牵正

二、胸腹腰背部奇穴

（一）子宫

【穴名释义】该穴居小腹部，女性邻近子宫，主治妇科病，故名。

【定位】在下腹部，脐中下4寸，前正中线旁开3寸。（图2-2-4）

【解剖】在腹内、外斜肌中。穴区浅层有髂腹下神经和腹壁浅动脉分布。深层有髂腹股沟神经的肌支和腹

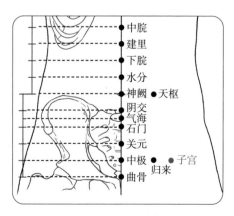

图2-2-4 子宫

壁下动脉分布。再深层可进入腹腔刺及小肠。

【主治】①痛经，崩漏，不孕，月经不调，阴挺，带下；②疝气。

【火针刺法】快速点刺，进针 3~5mm。

【文献选摘】

《针灸大成》：治妇人久无子嗣。

（二）定喘

【穴名释义】定，平定；喘，喘息。该穴主治哮喘，有平定喘息的作用，故名。

【定位】在脊柱区，横平第7颈椎棘突下，后正中线旁开0.5寸。（图2-2-5）

【解剖】穴下为皮肤、皮下组织、斜方肌、菱形肌、上后锯肌、颈夹肌、竖脊肌。浅层布有第8颈神经后支的内侧支。深层有颈横动、静脉的分支或属支及第8颈神经，第1胸神经后支的肌支。

【主治】①咳喘；②落枕，颈项肩背痛，上肢痛不举。

【火针刺法】快速点刺，进针2~5mm。

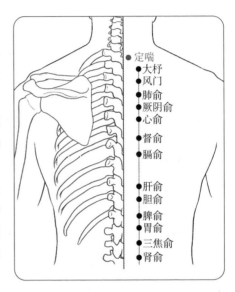

图 2-2-5　定喘

（三）夹脊

【穴名释义】夹，相对的方向固定不动；脊，指脊柱。夹脊穴位于脊柱两旁，从第1胸椎至第5腰椎，就好像将脊柱固定，故名。

【定位】在脊柱区，第1胸椎至第5腰椎棘突下两侧，后正中线旁开0.5寸，一侧17穴。（图2-2-6）

【解剖】分布有第1胸神经至第5腰神经的内侧皮支和伴行的动、静

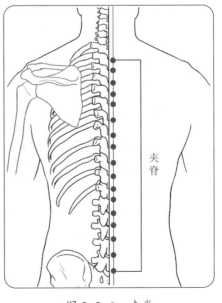

图 2-2-6　夹脊

脉。深层布有第 1 胸神经至第 5 腰神经后支的肌支，肋间后动、静脉背侧支的分支或属支。

【主治】①胸 1~5 夹脊：治疗心肺、胸部及上肢疾病；②胸 6~12 夹脊：治疗脾胃、肠、肝胆疾病；③腰 1~5 夹脊：治疗腰骶、盆腔及下肢疾病。

【火针刺法】快速点刺，进针 2~5mm。

（四）腰眼

【穴名释义】穴居腰部两侧凹陷处，形似腰部的两只眼，故名。

【定位】在腰区，横平第 4 腰椎棘突下，后正中线旁开 3.5 寸凹陷中。（图 2-2-7）

【解剖】在腰背筋膜、背阔肌、髂肋肌中；浅层主要布有臀上皮神经和第 4 腰神经后支的皮支。深层主要布有第 4 腰神经后支的肌支和第 4 腰动、静脉的分支或属支。

【主治】①腰痛，虚劳；②月经不调，带下，尿频。

【火针刺法】快速点刺，进针 3~5mm。

【文献选摘】

《肘后备急方》：治肾腰痛……又方，灸腰眼中，七壮。

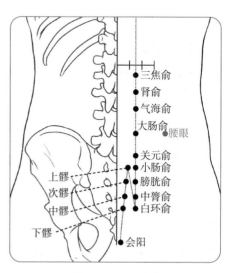

图 2-2-7 腰眼

（五）十七椎

【穴名释义】中医学称第 1 胸椎为一椎，第 5 腰椎为十七椎，穴在其棘突下，故名十七椎。

【定位】在腰区，第 5 腰椎棘突下凹陷中取穴。（图 2-2-8）

【解剖】穴下为皮肤、皮下组织、棘上韧带和棘间韧带；浅层有第 5 腰神经后支的皮支分布；深层有第 5 腰

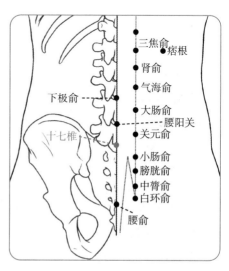

图 2-2-8 十七椎

神经后支的肌支和腰动脉分布。

【主治】①腰骶痛，腿痛，下肢不遂；②月经不调，痛经，崩漏，小便不利，遗尿。

【火针刺法】快速点刺，进针 1~3mm。

【文献选摘】

《类经图翼》：转胞腰痛，灸十七椎五十壮。

三、四肢部奇穴

（一）肩前

【穴名释义】穴居肩前部，当肩关节前方隆起部，故名。

【定位】在肩部，当腋前皱襞顶端与肩髃穴连线的中点；正坐垂臂取之。（图 2-2-9）

【解剖】在三角肌中；有胸肩峰动、静脉，旋肱前后动、静脉；布有锁骨上神经后支，深部为腋神经。

【主治】上肢瘫痪，肩关节周围炎，肩臂内侧痛。

【火针刺法】快速点刺，进针 2~5mm。

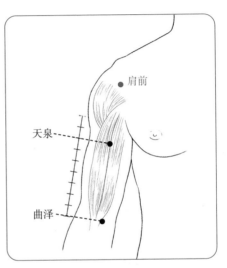

图 2-2-9　肩前

（二）八邪

【穴名释义】八，基数词；邪，泛指引起疾病的因素。一名八穴，能治疗因受邪气所致的病症，故名。

【定位】在手背，第 1~5 指间，指蹼缘后方赤白肉际处，左右共 8 个穴位。（图 2-2-10）

【解剖】在拇收肌和骨间肌中。穴区浅层有桡神经浅支的手背支、尺神经手背支和手背静脉网分布；深层有尺神经肌支和掌背动脉分布。

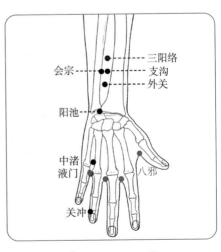

图 2-2-10　八邪

【主治】①毒蛇咬伤，手背肿痛，手指麻木；②咽痛，齿痛，目痛，烦热。

【火针刺法】快速点刺，进针 0.5~1mm。

【文献选摘】

《针灸大成》：治手臂红肿。

《标幽赋》：拘挛闭塞，遣八邪而去矣。

（三）鹤顶

【穴名释义】主治鹤膝风，又居膝髌上方似鹤膝之顶，故名。

【定位】在膝前区，髌底中点的上方凹陷中。（图 2-2-11）

【解剖】穴下为皮肤、皮下组织和股四头肌腱。浅层布有股神经前皮支和大隐静脉的属支；深层有膝关节的动、静脉网。

【主治】膝肿，鹤膝风，腿足无力。

【火针刺法】快速点刺，进针2~5mm。

【文献选摘】

《医学纲目》：两足瘫痪，两腿无力。

《外科大成》：鹤膝风，脚气。

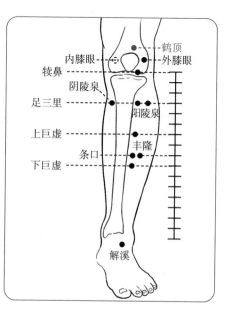

图 2-2-11　鹤顶

（四）八风

【穴名释义】原名八冲。冲，要冲；两足八穴，穴居趾缝气血旺盛处。上为天，像五星；中为人，像十二辰；下为地，像八风。穴居足为地，故名。

【定位】在足背，第1~5趾间，趾蹼缘后方赤白肉际处，左右共8

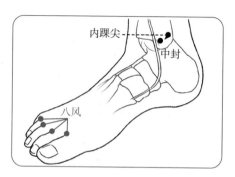

图 2-2-12　八风

穴。（图 2-2-12）

【解剖】在趾骨小头间前跖骨间肌中；有趾背动、静脉；布有腓神经、深神经。

【主治】毒蛇咬伤，足背肿痛，趾痛，脚气。

【火针刺法】快速点刺，进针 0.5~1mm。

【文献选摘】

《备急千金要方》：脚气。

《针灸大成》：治脚背红肿。

《针灸集成》：主治妇人月经不调。

第三章
火针治疗
内科疾病

第一节　头痛

一、概述

头痛是临床上常见的病证之一，通常是指局限于头颅上半部，包括眉弓、耳轮上缘和枕外隆突连线以上部位的疼痛，为一种自觉症状。其临床表现可有掣痛、跳痛、胀痛、灼痛、重痛、隐痛、空痛、昏痛等，部位可在全头部或局部，痛势缠绵，可时作时止。常见于西医学的紧张性头痛、血管神经性头痛以及脑膜炎、高血压、脑动脉硬化、头颅外伤、脑震荡后遗症等疾病。

二、病因病机

头痛之病因不外外感与内伤两类。外感多因六淫邪气侵袭，内伤多与情志不遂、饮食劳倦、跌仆损伤、体虚久病、禀赋不足、房劳过度等因素有关。

外感头痛多为外邪上扰清空，壅滞经络，络脉不通，不通则痛。外邪以风邪为主，且多兼夹他邪，如寒、湿、热等。内伤头痛之病机多与肝、脾、肾三脏的功能失调有关。肝失疏泄或肝阳偏亢，肾精亏虚及脾化源不足脑失所养，或脾失健运痰浊内生，阻塞气机等均可导致头痛。若因头部外伤，或久病入络，气血凝滞，脉络不通，亦可发为瘀血头痛。

西医学认为，本病大致可分为原发性和继发性两类。前者无法归因于某一确切病因，也可称为特发性头痛，常见的如偏头痛、紧张性头痛；后者病因可涉及各种颅内病变如脑血管疾病、颅内感染、颅脑外伤，全身性疾病如发热、内环境紊乱以及滥用精神活性药物等。

三、诊断要点

（1）以头部疼痛为主症，部位可为全头痛，或局部疼痛，头痛性质可为掣痛、跳痛、胀痛、隐痛、空痛等。可突然发作，或缓慢起病，或反复发作，时痛时止。疼痛的持续时间可长可短，可数分钟、数小时或数日、数周，甚则长期疼痛不已。

（2）血常规或脑脊液检查，测血压及脑电图、头颅 CT 或 MRI 等检查有助于诊断，排除器质性病变。

四、治疗方法

（一）体位

嘱患者坐位，充分暴露施术部位。

（二）取穴

主穴取太阳、头维、神庭、百会、风池、阿是穴。可根据辨证酌加配穴，外感头痛加曲池、合谷、列缺；肝阳头痛加太冲、太溪，痰浊头痛配中脘、丰隆、公孙；偏头痛配足临泣、丝竹空、率谷、悬颅、悬厘；前头痛加上星，后头痛加天柱、后溪、昆仑。（图3-1-1~图3-1-13）

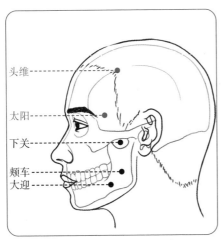

图 3-1-1　头维、太阳

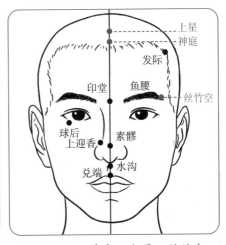

图 3-1-2　神庭、上星、丝竹空

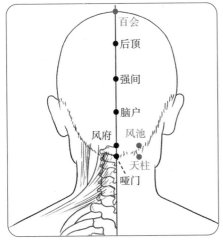

图 3-1-3　百会、风池、天柱

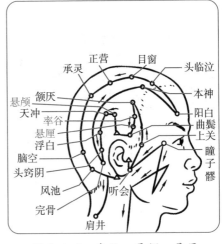

图 3-1-4　率谷、悬颅、悬厘

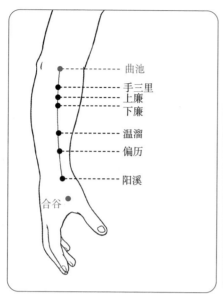

图 3-1-5　曲池、合谷

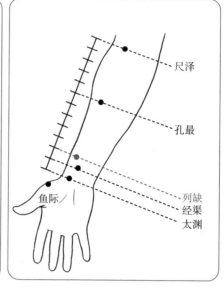

图 3-1-6　列缺

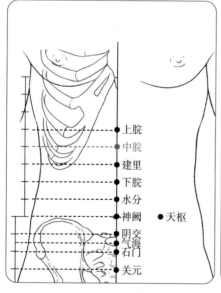

图 3-1-7　中脘

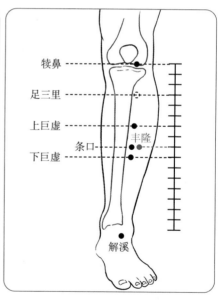

图 3-1-8　丰隆

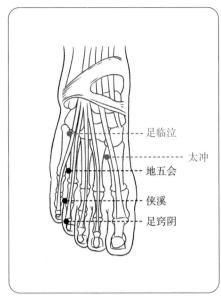

图 3-1-9 太冲、足临泣

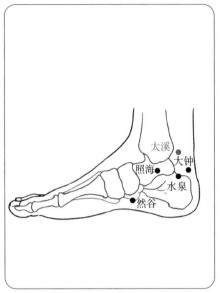

图 3-1-10 太溪

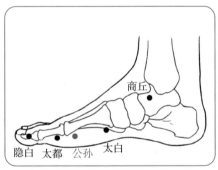

图 3-1-11 公孙

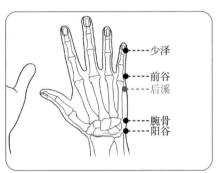

图 3-1-12 后溪

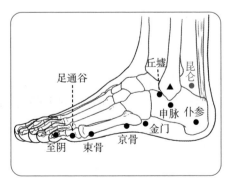

图 3-1-13 昆仑

（三）刺法

穴位常规消毒，选用细火针，施术者靠近针刺部位，右手持针，将针烧至白亮，快速垂直刺入已选定穴位，进针 1~2mm，不留针，迅速出针，左手持消毒干棉球速压于针孔。每次选用 2~3 穴，交替使用，每穴火针点刺 2~3 下。嘱患者当日针孔处勿沾水，每隔 1 日治疗 1 次，10 次为 1 个疗程，疗程间隔休息 7 日。

五、注意事项

头痛患者生活中应尽量保证饮食清淡，少吃代糖食品，少喝咖啡，除米、面主食外，可多食青菜、水果类食物。另外，保证良好的睡眠也可减少头痛的发生。头痛发作时，可平躺休息片刻，同时对头部进行力度适中的按摩。其中太阳穴是头痛按摩的重要穴位，用食指按压，或用拳头在太阳穴到发际处轻轻来回转动按摩，可有效缓解疼痛。

第二节　眩晕

一、概述

眩是指眼花或眼前发黑，晕是指头晕甚或感觉自身或外界景物旋转。二者常同时并见，故统称为"眩晕"。轻者闭目即止；重者如坐车船，旋转不定，不能站立，或伴有恶心、呕吐、汗出，甚则昏倒等症状。多见于西医学的内耳性眩晕、颈椎病、椎－基底动脉系统血管病，以及高血压、脑动脉硬化、贫血等。

二、病因病机

眩晕的病因主要有情志、饮食、体虚年高、跌仆外伤等。其病性有虚实两端，属虚者居多，如阴虚易肝风内动，血虚则脑失所养，精亏则髓海不足，均可导致眩晕。属实者多由于痰浊壅遏，或化火上蒙，而形成眩晕。眩晕之病因虽有上述多种，但基本病理变化不外虚实两端，虚者为髓海不足，或气血亏虚，清窍失养；实者为风、火、痰、瘀扰乱清空。

西医学认为，该病可分为周围性眩晕和中枢性眩晕，由内耳迷路或前庭部分、由前庭神经颅外段病变引起为周围性眩晕，由前庭神经核、脑干、小脑和大脑颞叶病变引起为中枢性眩晕。本病常由耳石症、梅尼埃病、椎基底动脉 VBA 系统缺血性病变、小脑出血等引起。

三、诊断要点

（1）头晕目眩，视物旋转，轻者闭目即止，重者如坐车船，甚则仆倒。可伴有恶心呕吐，眼球震颤，耳鸣耳聋，心慌汗出，面色苍白等。

（2）多有情志不遂、年高体虚、饮食不节、跌仆损伤等病史，且慢性起病，逐渐加重，或反复发作。

（3）血红蛋白、红细胞计数、测血压、心电图，脑诱发电位，眼震电图及颈项 X 线，经颅多普勒等项检查，有助于明确诊断。有条件者可做头颅 CT、MRI 检查。应注意排除颅内肿瘤、血液病等。

四、治疗方法

（一）体位

嘱患者俯卧位，充分暴露施术部位。

（二）取穴

四神聪、神庭、印堂、百会、风池、$C_3 \sim C_4$ 夹脊穴、阿是穴。（图 3-2-1~图 3-2-4）

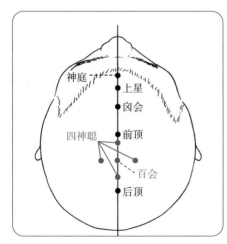

图 3-2-1　四神聪、百会

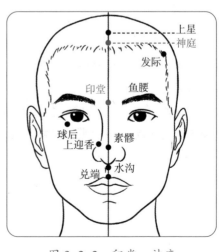

图 3-2-2　印堂、神庭

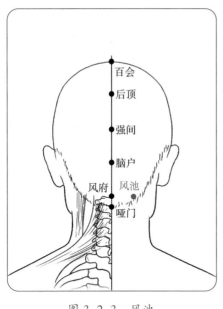

图 3-2-3　风池

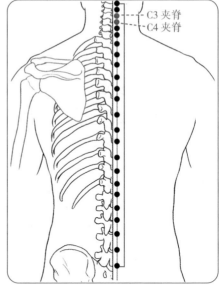

图 3-2-4　夹脊

（三）刺法

穴位常规消毒，选用细火针，施术者靠近针刺部位，右手持针，将针烧至白亮，快速垂直刺入已选定穴位，进针 1~2mm，不留针，迅速出针，左手持消毒干棉球速压于针孔。每次选用 2~3 穴，交替使用，每穴火针点刺 2~3 下。嘱患者当日针孔处勿沾水，治疗期间忌食生冷。每隔 3 日治疗 1次，5 次为 1 个疗程，疗程间隔休息 2 日。

五、注意事项

患者平常要保证睡眠，注意休息。眩晕发作时应卧床休息，避免外出，以免因晕倒而造成身体伤害；同时还需注意日常的精神调养，保持精神乐观，心情舒畅。饮食以富有营养和新鲜清淡为原则，多食蛋类、瘦肉、青菜及水果，少吃或不吃肥甘辛辣之物。

第三节　中风

一、概述

中风又名卒中、偏枯等，是一种常见急性疾病，患者多为老年人，主要表现为猝然昏仆，不省人事，半身不遂，或言语謇涩，口角㖞斜等。由于本病发生突然，起病急骤，"如矢石之中的，若暴风之疾速"。临床见症不一，变化多端而速疾，有昏仆、抽搐，与自然界"风性善行而数变"的特征相似，故古代医家取类比象而名之为"中风"。后期若本体虚，阴阳失去平衡，气血逆乱，痰瘀阻滞，肢体失养，则发展为中风后遗症，表现为半身不遂，肌肤不仁，舌强语謇。相当于西医学的脑血管疾病及其恢复期或后遗症期。

二、病因病机

中风多是在内伤积损的基础上，复因劳逸失度、情志不遂、饮酒饱食或外邪侵袭等触发，引起脏腑阴阳失调，血随气逆，肝阳暴张，内风旋动，夹痰夹火，横窜经脉，蒙蔽神窍，从而发生猝然昏仆、半身不遂诸症。病理性质属本虚标实，发病之初以标实为主，如病情剧变，在病邪的猛烈攻击下，正气溃败，可转为正虚为主，后期因正气未复而邪气独留，可留后遗症。

西医学认为，高血压、糖尿病、心脏疾病、血脂代谢紊乱及短暂性脑缺血发作等疾病均可诱发脑卒中。

三、诊断要点

（1）具有突然昏仆，不省人事，半身不遂，口舌㖞斜，舌强语謇，偏身麻木等特定的临床表现；轻症仅见眩晕、偏身麻木，口眼㖞斜，半身不遂等。

（2）发病急骤，有渐进发展的过程。病前多有头晕头痛、肢体麻木等先兆。

（3）常有年老体衰、劳倦内伤、嗜好烟酒、嗜食膏粱厚味等因素，每因恼怒、劳累、酗酒、感寒等诱发。

（4）头颅 CT、头颅磁共振等检查有助于诊断。

四、治疗方法

（一）体位

嘱患者仰卧位，充分暴露施术部位。

（二）取穴

面部：阳白、太阳、下关、地仓、颊车。（图 3-3-1）

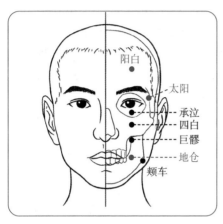
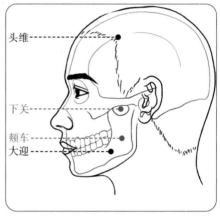

图 3-3-1　面部取穴

上肢：肩前、肩髃、肩髎、臂臑、曲池、手三里、合谷、外关、列缺、阳池、阳溪、八邪。（图 3-3-2~ 图 3-3-3 ）

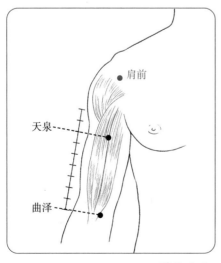
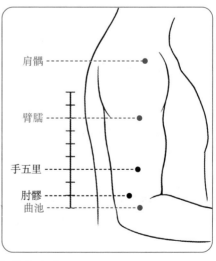

图 3-3-2　上肢取穴 1

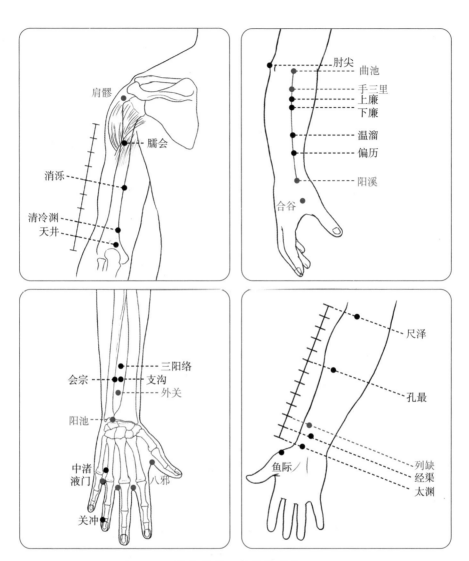

图 3-3-3　上肢取穴 2

　　下肢：环跳、髀关、伏兔、梁丘、阳陵泉、足三里、上巨虚、下巨虚、丰隆、解溪、八风。（图 3-3-4）

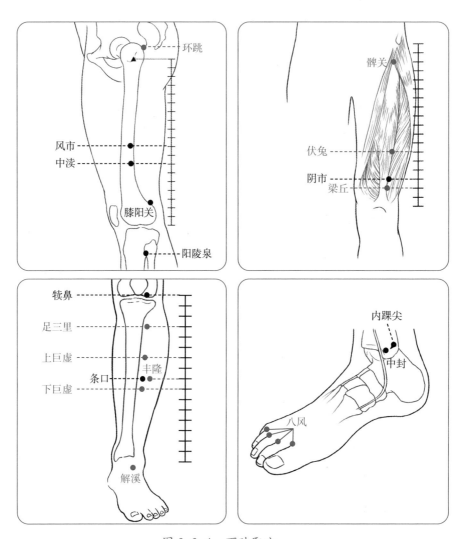

图 3-3-4　下肢取穴

（三）刺法

面部：穴位常规消毒，选用细火针，施术者靠近针刺部位，右手持针，将针烧至白亮，快速垂直刺入已选定穴位，深达面肌，不留针。

上肢：穴位常规消毒，选用中粗火针，施术者靠近针刺部位，右手持针，烧针至白亮，快速深刺诸穴，或刺筋上，每穴可刺数针。

下肢：穴位常规消毒，选用中粗火针，施术者靠近针刺部位，右手持针，烧针至白亮，快速浅刺诸穴。

每次选用 2~3 穴，交替使用，每穴火针点刺 2~3 下。嘱患者当日针孔处勿沾水，每隔 3 日治疗 1 次，5 次为 1 个疗程。

五、注意事项

秋冬季是中风的高发季节，老年人及素有高血压、高血脂、高血糖的人群，应谨防中风的发生。日常预防可参考以下几点：保证充足的睡眠，让身体充分休息；及时增添衣物，注意保暖；适当锻炼身体但不宜进行剧烈运动，可以尝试走路、慢跑等比较温和的运动项目；饮食方面，可以以热性食物为主，减少生冷饮食的摄入量。已经发病的患者要及时治疗，恢复期患者尽早开始康复训练。同时，针灸预防中风复发有良好的效果，当出现肢麻、眩晕等症状时，可及早采用针灸疗法来预防。

第四节　咳嗽

一、概述

咳嗽是肺系疾患的常见病症。"咳"指肺气上逆，有声无痰；"嗽"指咯吐痰液，有痰无声。临床上一般多声痰互见，故并称"咳嗽"。中医学认为其由邪客肺系，肺失宣肃，肺气不清所致，以咳嗽、咳痰为主要症状。见于急慢性支气管炎、上呼吸道感染、咽喉炎、肺炎、支气管扩张、肺结核等病。

二、病因病机

中医学认为，此病病因可分为外感和内伤。外感咳嗽多为六淫之邪，从口鼻或皮毛而入，侵袭肺系，或因吸入烟尘、异味气体，肺气被郁，肺失宣降导致咳嗽。如《河间六书》载曰："寒、暑、燥、湿、风、火六气，皆令人咳。"内伤咳嗽多与肺、脾、肾有关：肺失肃降，气无所主；脾虚湿停，聚而成痰；肾虚摄纳无权，息短气促；肝火犯肺，肺热伤津；均可导致肺气上逆，发为咳嗽。此亦如《杂病源流犀烛》所言："盖肺不伤不咳，脾不伤不久咳，肾不伤火不炽，咳不甚。"

西医学认为，吸入异物如花粉、尘螨等，反复呼吸道感染，饮食不节及气候改变等均可引起咳嗽。

三、诊断要点

（1）咳逆有声或伴喉痒咳痰。外感咳嗽多起病急，病程短，常伴恶寒发热等表证；内伤咳嗽多为久病，常反复发作，病程较长，常伴其他脏腑失调症状。

（2）急性期血白细胞总数和中性粒细胞数增高，听诊可闻及两肺呼吸音增粗，或伴有散在干、湿性啰音。

（3）血常规化验，胸部 X 线检查等有助于诊断。

四、治疗方法

（一）体位

嘱患者俯卧位，充分暴露施术部位。

（二）取穴

主穴取肺俞、列缺、太渊、鱼际，根据病情酌加合谷、曲池、大椎、丰隆、脾俞、足三里、太溪、风门、太冲等。（图 3-4-1～图 3-4-6）

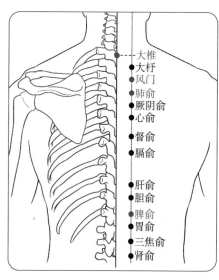

图 3-4-1　大椎、风门、肺俞、脾俞

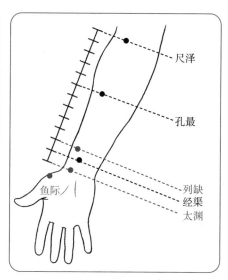

图 3-4-2　列缺、太渊、鱼际

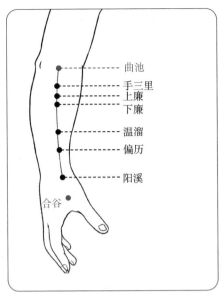

图 3-4-3 曲池、合谷

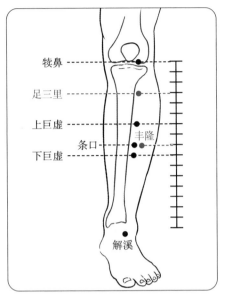

图 3-4-4 足三里、丰隆

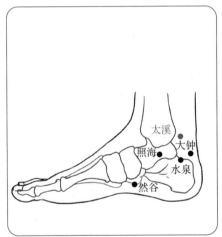

图 3-4-5 太溪

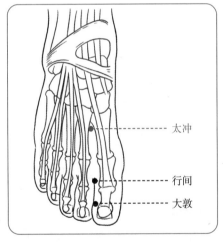

图 3-4-6 太冲

（三）刺法

穴位常规消毒，选用中粗火针，施术者靠近针刺部位，右手持针，将针烧至白亮，快速垂直刺入已选定穴位，进针 1~2mm，不留针，迅速出针，点刺 3~5 下后，左手持消毒干棉球速压于针孔。每次选用 2~3 穴，交替使用，每穴火针点刺 2~3 下。嘱患者当日针孔处勿沾水，火针治疗期间忌食生冷。每隔 1 日治疗 1 次，5 次为 1 个疗程，疗程间隔休息 7 日。

五、注意事项

咳嗽是日常生活中的常见病症，在冬春季等好发时段，应尽量减少去拥挤的公共场所的次数；少食油炸、辛辣的食物，避免引起咽喉不适，使咳嗽等症状加重；保证空气新鲜，维持合适的空气湿度，最好为 45% ~ 75%；加强体育锻炼，增强免疫力。

除治疗外，还可配合食疗。干咳者，可挖去梨中间核后加入 2~3 块冰糖，放入碗中，上锅蒸 30 分钟左右，放温后食用，可润肺止咳；痰多者，可用冬瓜仁、冬瓜皮各 15g，加水煮食冬瓜汤等。

第五节　哮喘

一、概述

哮喘是一种以发作性喉中哮鸣、呼吸困难甚则喘息不得平卧为特点的过敏性病症，哮为喉中鸣息有声，喘为呼吸气促困难，二者兼有称为哮喘。可发生于任何年龄和任何季节，尤以寒冷季节和气候骤变时多发。常见于西医学的支气管哮喘、喘息性支气管炎和阻塞性肺气肿等疾病。

二、病因病机

中医学认为，本病主要因痰饮伏肺引发。外感风寒或风热，吸入花粉、烟尘等可致肺失宣肃而凝津成痰；饮食不当，脾失健运则聚湿生痰；每当气候突变、情志失调、过分劳累、食入海腥发物等而触引内伏之痰饮，痰随气升，气与痰结，壅塞气道，肺气上逆而发为哮喘。病初在肺，多属实证；若反复发作，则致脾、肺、肾、心诸脏俱虚。脾虚则运化失常，酿生痰浊；肺虚则气无所主，短气喘促；肾虚则摄纳无权，动则喘甚；心虚则脉动无力，唇甲青紫，汗出肢冷、甚则出现神昏、烦躁等危候。

西医学认为，哮喘与多基因遗传有关，个体过敏体质及外界环境的影响为发病的危险因素。外界过敏原，如尘螨、动物皮毛，一些食物，如牛奶、蛋类、鱼虾等，均可诱发该病，剧烈运动、气候变化等也可诱发该病。

三、诊断要点

（1）发作时喉中哮鸣有声，呼吸困难，甚则张口抬肩，不能平卧，或口唇指甲发绀。

（2）呈反复发作性。常因气候突变、饮食不当、情志失调、劳累等因素诱发。发作前多有鼻痒、喷嚏、咳嗽、胸闷、情绪不宁等先兆。

（3）多有过敏史或家族史。

（4）两肺可闻及哮鸣音，或伴有湿啰音。

（5）血嗜酸性粒细胞计数、痰液涂片有助于诊断。

（6）胸部 X 线检查一般无特殊改变，久病可见肺气肿征象。

四、治疗方法

（一）体位

嘱患者俯卧位，充分暴露施术部位。

（二）取穴

主穴取肺俞、定喘、风门；外感风寒加合谷、列缺；风热加尺泽、鱼际；痰多加足三里、丰隆；气短加肾俞、命门、关元。（图 3-5-1~ 图 3-5-5）

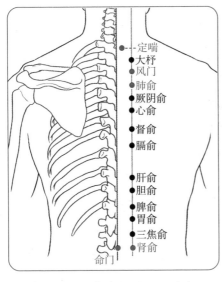

图 3-5-1　定喘、风门、肺俞、
　　　　　　肾俞、命门

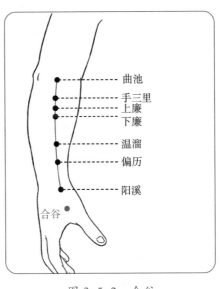

图 3-5-2　合谷

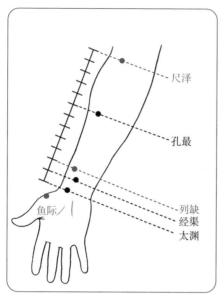

图 3-5-3　尺泽、鱼际、列缺

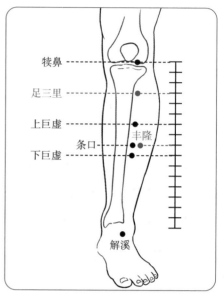

图 3-5-4　足三里、丰隆

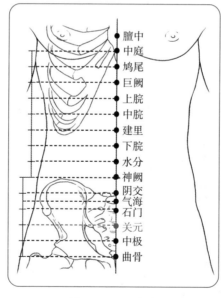

图 3-5-5　关元

（三）刺法

穴位常规消毒，选用小号火针，施术者靠近针刺部位，右手持针，将针烧至白亮，快速垂直刺入已选定穴位，进针 2~5mm，不留针，迅速出针，左手持消毒干棉球速压于针孔。每次选用 2~3 穴，交替使用，每穴火针点刺 2~3 下。嘱患者当日针孔处勿沾水，火针治疗期间忌食生冷。每隔 2 日治疗 1 次，5 次为 1 个疗程，疗程间隔休息 7 日。

五、注意事项

温度变化和过敏原是诱发哮喘的重要诱因，因此要时刻关注天气预报，一旦天气骤变要注意增减衣物，遇寒冷大风天气要减少外出运动频率，出门前及进门后要及时搓热鼻周围，加强机体对气温变化的适应。避免接触易引起过敏发作的东西，如螨虫、花粉、动物皮毛、海鲜、阿司匹林等。此外，精神紧张也是诱发哮喘发作的因素，因此哮喘患者在日常生活中要减少对哮喘发作的恐惧心理，保持心情平静。

对于哮喘的治疗，需要将规范的临床治疗与居家预防结合起来。如果患者不断咳嗽或呼吸困难无法入睡、运动时触发哮喘、使用支气管扩张剂次数增多或使用支气管扩张剂后情况未见好转，应及时到医院就诊。

第六节　胃痛

一、概述

胃痛，又称胃脘痛，指胃脘部近心窝处疼痛。《景岳全书》载曰："凡病心腹痛者，有上中下三焦之别。上焦者，痛在膈上，此即胃脘痛也。"临床表现为上腹胃脘部疼痛，并伴有胃胀、胃满、嗳气、胃酸及食欲缺乏等症状。常见于西医学的急慢性胃炎、消化性溃疡、胃神经官能症、胃痉挛等。

二、病因病机

中医学认为，此病病机是胃气中阻，不通则痛。病因多由寒邪客胃、饮食伤胃、肝气犯胃、脾胃虚弱等各种病因引起。《杂病源流犀烛》载曰："胃痛，邪干胃脘病也。胃禀冲和之气，多气多血，壮者邪不能干，虚则着而为病。偏寒偏热，水停食积，皆与真气相搏而痛。惟肝气相乘为尤甚，以木性暴，且正克也。"其中，实证常因于肝，虚证多涉及脾。但无论何种胃痛，胃气失和、胃络不通、胃失濡养是基本病机，常因饮食不慎、情志不畅、劳累、受寒等因素而诱发或加重。

西医学认为，很多疾病均可有胃痛的症状，病因也因各个疾病不同而异。可出现胃痛的常见疾病，有急慢性胃炎、胃溃疡、十二指肠溃疡、功能性消化不良等。

三、诊断要点

（1）胃脘部疼痛为特征，其疼痛有胀痛、刺痛、隐痛等不同的性质；且常伴有食欲缺乏、痞闷或胀满，恶心呕吐，吞酸嘈杂等兼症。

（2）发病常与情志不遂、饮食不节、劳累、受寒等因素有关。以中青年居多，发病或急或缓，常有反复发作的病史。

（3）上消化道X线钡餐造影、纤维胃镜及病理组织学检查等，有助于诊断。

四、治疗方法

（一）体位

嘱患者取坐位，充分暴露施术部位。

（二）取穴

主穴取中脘、内关、足三里、脾俞、胃俞，酌加配穴，寒盛加关元；食滞加天枢；血瘀加膈俞、血海。（图3-6-1~ 图3-6-5）

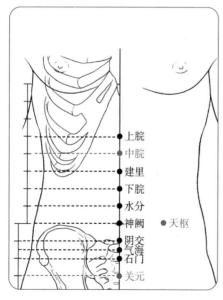
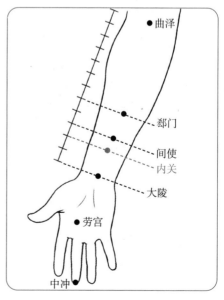

图 3-6-1　中脘、天枢、关元　　　　图 3-6-2　内关

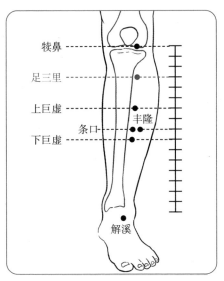

图 3-6-3　足三里

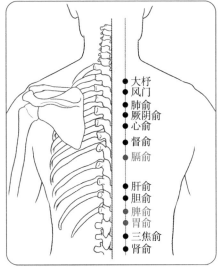

图 3-6-4　脾俞、胃俞、膈俞

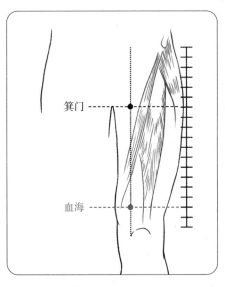

图 3-6-5　血海

（三）刺法

　　穴位定点标记并常规消毒，选用中粗火针，施术者靠近针刺部位，右手持针，将针烧至白亮，快速垂直刺入已选定穴位，进针 3~5mm，不留针，迅速出针，左手持消毒干棉球速压于针孔。每次选用 2~3 穴，交替使用，每穴火针点刺 2~3 下。嘱患者当日针孔处勿沾水，火针治疗期间忌食生冷，禁房事。隔日 1 次，3 次为 1 个疗程。

五、注意事项

在平时生活中，饮食不规律、精神过度紧张、胃部受寒等均可造成胃痛。想要保护好胃，首先要注重饮食规律。早餐要吃"热食"保护胃气，搭配也要合理，如热燕麦片、热豆浆、山药粥等再配些鸡蛋、蔬菜和点心等。日常如出现胃痛，可对疼痛部位进行按摩，注意力度适中，缓慢进行；还可采取加温的方法，如饮热水，或用热水袋外敷。如胃痛伴随发热、呕血、排便异常等症状时，切勿拖延不治，应该尽快去正规专业的医院进行检查治疗，避免延误病情。

第七节　腹痛

一、概述

腹痛是指胃脘以下、耻骨联合以上部位发生的以疼痛为主要表现的病症。临床表现为腹部作痛，可包括全腹痛、脐腹痛、小腹痛、少腹痛等；多伴有肠鸣、腹胀、矢气、大便异常等。其常见于西医学的急、慢性肠炎、胃肠痉挛、肠易激综合征等疾病。

二、病因病机

中医学认为，其病因多为外感时邪，寒邪内阻，饮食不节，七情不畅，亦或脾虚气弱所致。病机不外乎"不通则痛"和"不荣则痛"。外感时邪，寒邪内阻，气机窒塞，不通则痛；饮食不节，湿热内蕴，阻遏经络，气机不利；七情不畅，肝郁气滞，脉络闭阻；亦或脾虚气弱，经脉失养，而致腹痛。此如《素问·举痛论》曰："寒气客于肠胃之间，膜原之下，血不得散，小络急引故痛。"

西医学认为，很多疾病均可有腹痛的症状，病因也因各个疾病不同而异，常见有腹腔内脏器疾病，如急性胃肠炎、急性胆囊炎、急性肠梗阻、卵巢囊肿蒂扭转等；腹壁疾病，如腹壁挫伤、腹壁脓肿等；还包括一些全身性疾病，如尿毒症、腹型过敏性紫癜等。

三、诊断要点

（1）凡是以胃脘部以下，耻骨毛际以上部位的疼痛为主要表现者，即为腹痛。其疼痛性质各异，若突然剧痛，伴发症状明显者为急性腹痛；起病缓慢，痛势缠绵者，为慢性腹痛。

（2）其疼痛发作无规律性，常与饮食、情志、受凉等因素有关。

（3）血、尿、便常规检查，血液生化检查，腹腔穿刺液检查，腹部X线平片检查，实时超声与CT检查，内镜检查，B超，心电图检查等有助于明确诊断。

（4）应根据症状、体征、辅助检查等排除外科、妇科腹痛，以及其他内科病症中出现的腹痛症状。

四、治疗方法

（一）体位

嘱患者仰卧位，充分暴露施术部位。

（二）取穴

主穴取中脘、天枢、关元、命门、气海、足三里、阴陵泉；酌加配穴，寒盛加公孙、脾俞、胃俞；气滞加膻中、内关、太冲；伤食加内庭。（图3-7-1~图3-7-8）

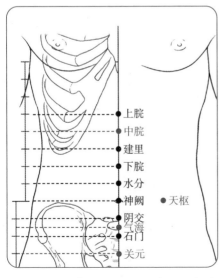

图 3-7-1　中脘、天枢、关元、气海

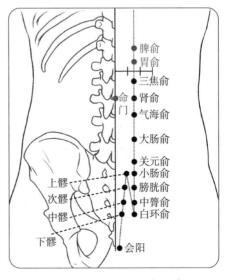

图 3-7-2　脾俞、胃俞、命门

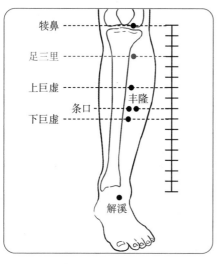

图 3-7-3　足三里

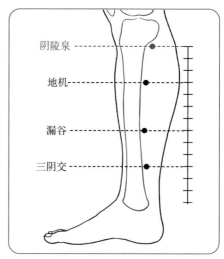

图 3-7-4　阴陵泉

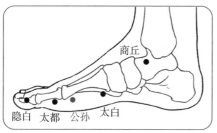

图 3-7-5　公孙

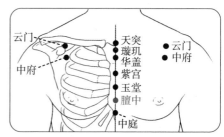

图 3-7-6　膻中

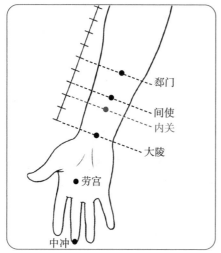

图 3-7-7　内关

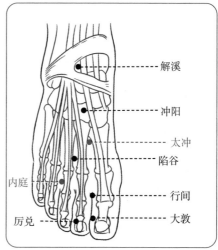

图 3-7-8　太冲、内庭

（三）刺法

穴位常规消毒，选用中粗火针，施术者靠近针刺部位，右手持针，将针烧至白亮，快速垂直刺入已选定穴位，进针 2~3mm，不留针，迅速出针，左手持消毒干棉球速压于针孔。每次选用 2~3 穴，交替使用，每穴火针点刺 2~3 下。嘱患者当日针孔处勿沾水，火针治疗期间忌食生冷。每隔 3 日治疗 1 次，5 次为 1 个疗程，疗程间休息 7 日。

五、注意事项

腹痛患者可在平时通过饮食来进行调理，多吃一些富含蛋白质和维生素的食物，如瘦肉、鱼、蛋、绿叶蔬菜、山药等；还可搭配一些温热、益气的食物，如姜、芥末、牛羊肉、胡桃等；要养成良好的饮食习惯，三餐定时定量，不暴饮暴食，注意饮食卫生，不过食生冷瓜果，注重对腹部的保暖。若因精神因素引发的腹痛，要保持愉快的心情，避免精神紧张。运动前不过饥或过饱，若出现严重不适要及时就诊。

第八节　胁痛

一、概述

胁痛是指以一侧或两侧胁肋部疼痛为主要表现的病症，是临床上比较多见的一种自觉症状，多表现为胀痛、刺痛、隐痛，多固定不移或随呼吸而痛。胁，指侧胸部，为腋以下至第十二肋骨部的总称。如《医宗金鉴·卷八十九》所言："其两侧自腋而下，至肋骨之尽处，统名曰胁。"常见于西医学急、慢性肝炎，胆囊炎，胆系结石，干性胸膜炎，肋间神经痛等疾病。

二、病因病机

中医学认为，胁肋部为肝、胆经循行经过之所在，故其痛主要责之于肝、胆。因此胁痛的病因主要有情志不遂、饮食不节、跌仆损伤、久病体虚等多种因素，这些因素导致肝气郁结，肝失条达；瘀血停着，痹阻胁络；湿热蕴结，肝失疏泄；肝阴不足，络脉失养等诸多病理变化，其基本病机为肝络失和，可归结为"不通则痛"和"不荣则痛"，最终导致胁痛发生。如《类证治裁》曰："郁则经气逆……为暴怒胁痛……木郁则化火，为吞酸胁痛……为痞。"

西医学认为，胁痛常见于肋软骨炎及肋间神经痛，但肋软骨炎目前病因尚不明确；肋间神经痛是一组症状，指胸神经根由于不同原因的损害，如胸椎退变、胸椎结核、胸椎损伤、胸椎硬脊膜炎、肿瘤、强直性脊柱炎等疾病，或肋骨、纵隔、胸膜病变，肋间神经受到压迫、刺激，出现炎性反应。

三、诊断要点

（1）以一侧或两侧胁肋部疼痛为主要表现者，可以诊断为胁痛。胁痛的性质可以表现为刺痛、胀痛、灼痛、隐痛、钝痛等不同特点。

（2）部分患者可伴见胸闷、腹胀、嗳气呃逆、急躁易怒、口苦纳呆、厌食恶心等症。

（3）常有饮食不节、情志内伤、感受外湿、跌仆闪挫或劳欲久病等病史。

（4）辅助检查胁痛以右侧为主者，多与肝胆疾患相关。检查肝功能指标以及甲、乙、丙、丁、戊等各型肝炎病毒指标，有助于病毒性肝炎的诊断。B超检查及CT、MRI检查可作为肝硬化、肝胆结石、急慢性胆囊炎、脂肪肝等疾病的诊断依据。血生化中的血脂、血浆蛋白等指标亦可作为诊断脂肪肝、肝硬化的辅助诊断指标。检测血中甲胎蛋白、碱性磷酸酶等指标，可作为初步筛查肝内肿瘤的参考依据。

四、治疗方法

（一）体位

患者仰卧位或俯卧位，暴露针刺局部。

（二）取穴

主穴取阳陵泉、支沟、丘墟、阿是穴；酌加配穴，肝郁加内关、期门、太冲；血瘀加膈俞、血海；肝胆湿热加阴陵泉；肝阴不足加肝俞、太溪。（图3-8-1~图3-8-8）

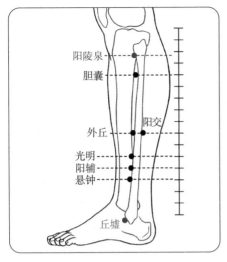

图 3-8-1　阳陵泉、丘墟

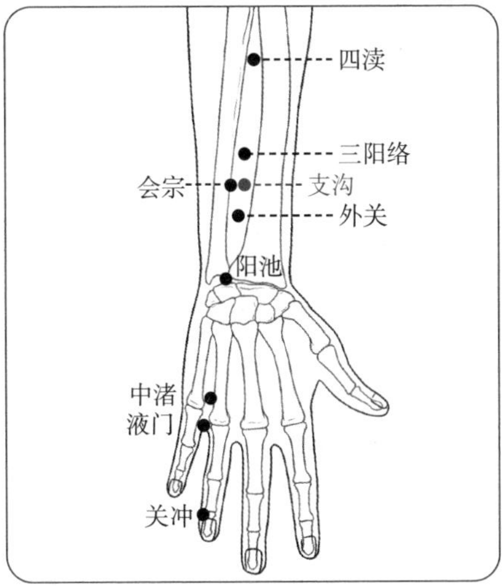

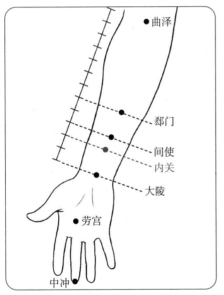

图 3-8-2　支沟

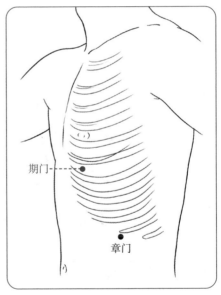

图 3-8-3　内关

图 3-8-4　期门

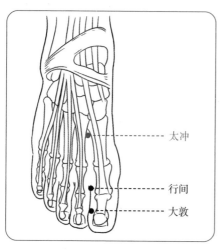

图 3-8-5　太冲

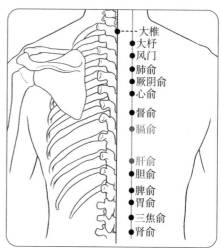

图 3-8-6　膈俞、肝俞

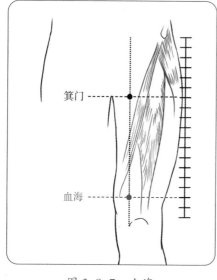

图 3-8-7　血海

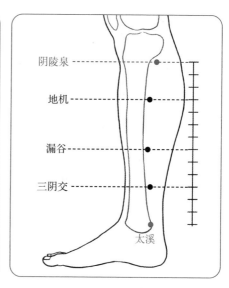

图 3-8-8　阴陵泉、太溪

（三）刺法

穴位常规消毒，选用中粗火针，施术者靠近针刺部位，右手握笔式持针，将针身烧至白亮，快速垂直刺入已选定穴位，进针 1~2mm，不留针，迅速出针，左手持消毒干棉球速压于针孔。每次选用 2~3 穴，交替使用，每穴火针点刺 2~3 下。嘱患者当日针孔处勿沾水，火针治疗期间忌食生冷。每日 1 次，5 次为 1 个疗程。1 个疗程后观察疗效。

五、注意事项

胁痛的发生多与情绪问题有关，因此平时患者应注重自我情绪保养，保持心情舒畅，有助于疾病的康复。若居家疼痛较轻时，可尝试采用刮痧的手段进行缓解，操作部位主要是乳头下方两肋处，方向向下；乳头上锁骨下处，方向自内向外；背部肩胛骨下方，方向向下。还可配合中成药，如逍遥颗粒、小柴胡颗粒等，女性伴有月经不调时可配合益母草颗粒。

第九节　胃下垂

一、概述

胃下垂，是指胃的位置低于正常以下，站立时胃的下缘达盆腔，胃小弯弧线最低点降至髂嵴连线以下。此病属中医学"胃缓""腹胀""胃痛""痞满"等范畴。临床表现为胃部平日感觉不适，腰部有隐痛，饭后胀满尤甚，上腹部有灼热，疼痛持续不断；继则下腹疼痛，拒按拒压；平卧则会减轻，多伴有恶心、呕吐、便秘等。

二、病因病机

中医学认为，本病病机为脾胃虚弱，中气下陷所致胃腑下垂。多由素体不强、脾胃虚弱，后天失养；或劳倦过度，饮食不节，损伤脾胃，令脾胃不健，升降失司，气机下陷，中气不足，升举无力，而致胃腑下垂。

西医学认为，凡能造成膈肌位置下降的因素，如膈肌活动力降低，腹腔压力降低，腹肌收缩力减弱，胃膈韧带、肝胃韧带、胃脾韧带、胃结肠韧带过于松弛等，均可导致下垂。

三、诊断要点

（1）以自觉腹部胀满，嗳气不舒，食后、站立或运动后疼痛及不适感加剧等为主症。

（2）上腹压痛不固定，可随体位改变，某些患者触诊时可听到脐下振水声，也有少数下垂明显者同时有肝、右肾及结肠下垂征象。

（3）依据患者病史、临床表现、饮水超声波试验、X线检查、胃肠钡餐造影表现，可协助诊断。

四、治疗方法

（一）体位

嘱患者仰卧位或俯卧位，充分暴露施术部位。

（二）取穴

取脾俞、胃俞、中脘、气海、梁门、天枢、内关、足三里等。（图 3-9-1~
图 3-9-4）

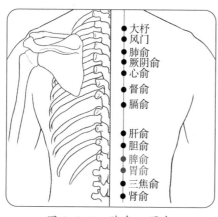

图 3-9-1　脾俞、胃俞

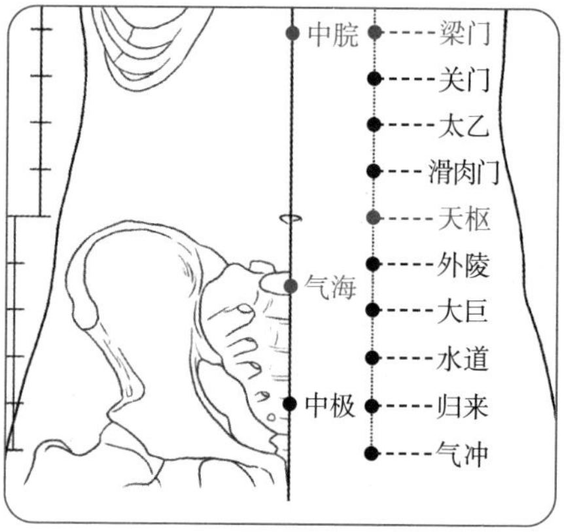

图 3-9-2　中脘、气海、梁门、天枢

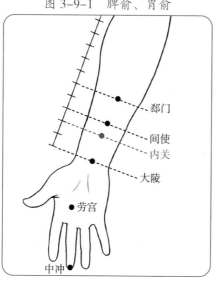

图 3-9-3　内关

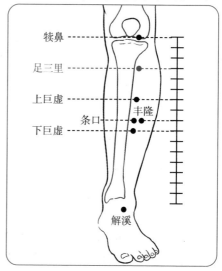

图 3-9-4　足三里

（三）刺法

穴位常规消毒，选用中粗火针，施术者靠近针刺部位，右手握笔式持针，将针身烧至白亮，快速垂直刺入已选定穴位，进针 2~3mm，不留针，迅速出针，左手持消毒干棉球速压于针孔。每次选用 2~3 穴，交替使用，每穴火针点刺 2~3 下。嘱患者当日针孔处勿沾水，火针治疗期间忌食生冷。隔日 1 次，5 次为 1 个疗程，疗程间休息 5 日。

五、注意事项

胃下垂患者一定要注意日常饮食的养护，采取少量多餐的饮食原则，在食物选择上，尽量选择细软易消化的食物，还可以多吃富含优质蛋白质的奶类、蛋类、豆类、瘦猪肉以及鸡肉等。吃饭时尽量细嚼慢咽，避免给胃带来太大负担，少吃辛辣刺激性食物，如生姜、辣椒、芥末等，戒掉烟酒，避免喝浓茶浓咖啡；保持积极乐观的心态，情绪压力过大的情况下尽量不要吃饭。另外，吃完饭后不能即刻做剧烈运动，不妨坐在沙发上休息 30 分钟。

第十节　失眠

一、概述

失眠亦称不寐，是以经常不能获得正常睡眠为特征的一类病症。主要表现为睡眠时间、深度的不足，轻者难以入睡，或睡中易醒，时寐时醒；重者彻夜不眠，常影响人们的正常工作、生活、学习和健康。本病常见于西医学神经官能症、更年期综合征及其他慢性病。

二、病因病机

关于失眠，明代医家张景岳曾说："盖寐本乎阴，神其主也，神安则寐，神不安则不寐。其所以不安者，一由邪气之扰，一由营血之不足耳。"所以，中医学认为，失眠多因饮食不节、情志失常、劳倦、思虑过度及病后、年迈体虚等因素引起，其基本病机为阳盛阴衰，阴阳失交。一为阴虚不能纳阳，一为阳盛不得入阴，最终导致心神不安，神不守舍，不能由动转静而致失眠。

西医学认为，该病可分为原发性失眠和继发性失眠两种。原发性失眠常缺乏明确病因，主要包括生理性失眠、特发性失眠和主观性失眠三种。继发性失眠主要由于躯体疾病、精神障碍、药物滥用等引起。

三、诊断要点

（1）轻者入寐困难或寐而易醒，醒后不寐，连续3周以上，重者彻夜难眠。

（2）常伴有头痛、头昏、心悸、健忘、多梦等症，常有饮食不节、情志失常、劳倦、思虑过度及病后体虚等病史。

（3）经各系统和实验室检查未发现异常。

四、治疗方法

（一）体位

嘱患者取仰卧位，充分暴露施术部位。

（二）取穴

主穴取大陵、安眠、神门、四神聪、三阴交；酌加配穴，肝郁加行间；痰热加丰隆、内关；阴虚加心俞、肾俞；心脾虚加心俞、脾俞、足三里；心胆虚加心俞、胆俞、丘墟。（图3-10-1~图3-10-8）

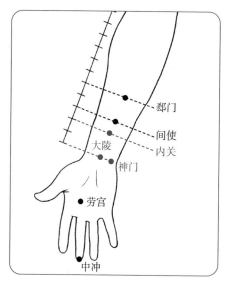

图3-10-1　大陵、内关、神门

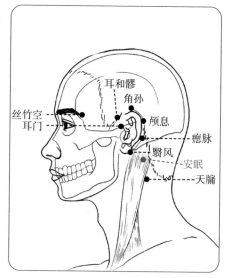

图3-10-2　安眠

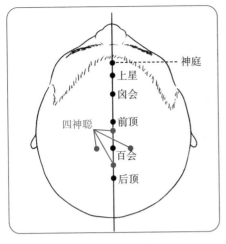

图 3-10-3 四神聪

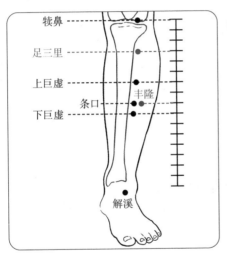

图 3-10-5 足三里、丰隆

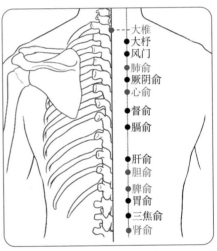

图 3-10-4 三阴交

图 3-10-6 大椎、肺俞、心俞、
脾俞、胆俞、肾俞

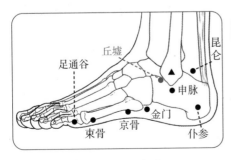

图 3-10-7 丘墟

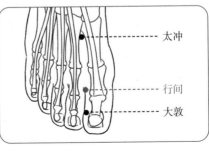

图 3-10-8 行间

（三）刺法

穴位常规消毒，选用中细火针，施术者靠近针刺部位，右手握笔式持针，将针身烧至白亮，快速垂直刺入已选定穴位，进针 1~2mm，不留针，迅速出针，左手持消毒干棉球速压于针孔。每次选用 2~3 穴，交替使用，每穴火针点刺 2~3 下。嘱患者当日针孔处勿沾水，火针治疗期间忌食生冷。每隔 3 日治疗 1 次，5 次为 1 个疗程，疗程间休息 3 日。

五、注意事项

改善失眠，不妨从以下几个方面开始：第一，早睡早起，养成规律的生活习惯。第二，坚持运动，白天适量运动有助于调节生物钟，加深睡眠深度。运动方式可根据个人喜好来定，如散步、慢跑、做操等，但晚 8 点后应避免过量运动，以免大脑过于兴奋而无法入睡。第三，睡前不要吃太饱，晚餐与睡眠应间隔至少 3 小时，睡前也不要喝茶、酒和咖啡。如果仍然无法入睡，可通过腹式呼吸来放松，慢慢吸气约 6 秒，吸气时肚子慢慢鼓起来，然后再慢慢呼气 6 秒，呼气时肚子慢慢地收回去，可以根据自己的情况做 3~5 分钟，有助于改善睡眠；也可用手指推眼眶周围，揉太阳穴和眉心促进入睡。

第十一节　面神经麻痹

一、概述

面神经麻痹又称为"面瘫""吊线风"，是指由各种原因引起的非进行性面神经异常所导致的中枢性运动障碍，是以面部表情肌群运动功能障碍，口、眼向一侧歪斜为主要表现的病症。它是一种常见病、多发病，不受年龄限制。患者面部往往连最基本的抬眉、闭眼、鼓嘴等动作都无法完成。

二、病因病机

中医学将面瘫归属于"中风"范畴，认为主要因外邪侵入、内中风邪、正气虚弱、脉络空虚，以致面部经肌失崩、血瘀气滞、经络失调，经脉痹阻导致肌肉失养，造成面部瘫痪。

西医学认为，本病可分为中枢性面神经炎和周围性面神经炎两种。中枢性面神经炎通常由脑血管病、颅内肿瘤、脑外伤、炎症等引起。周围性面神经炎的常见病因为：①感染性病变，多由潜伏在面神经的感觉神经节病毒被激活引起；②耳源性疾病，如中耳炎；③自身免疫反应；④肿瘤；⑤神经原性；⑥创伤性；⑦中毒，如乙醇中毒，长期接触有毒物；⑧代谢障碍，如糖尿病、维生素缺乏；⑨血管功能不全；⑩先天性面神经核发育不全。

三、诊断要点

（1）起病突然，春秋为多。常有受寒史或有一侧面颊、耳内、耳后完骨处的疼痛或发热。

（2）以口眼㖞斜为主要特点。常在睡眠醒来时发现一侧面部肌肉板滞、麻木，逐渐出现患侧面部肌肉瘫痪，额纹消失，眼裂变大，露睛流泪，鼻唇沟变浅，口角下垂歪向健侧，病侧不能皱眉、蹙额、闭目、露齿、鼓腮。

（3）血常规、生化、肌电图、神经病理学检查、头颅 CT 与 MRI 检查有助于诊断。

四、治疗方法

（一）体位

嘱患者仰卧位，充分暴露施术部位。

（二）取穴

面部：地仓、颊车、太阳、下关、攒竹、四白、头维、颧髎、迎香、丝竹空、鱼腰、阳白、牵正。（图 3-11-1）

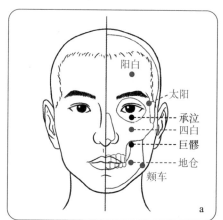
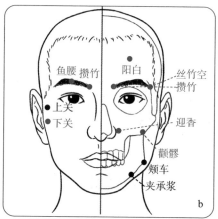
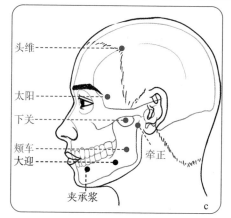

图 3-11-1　面部取穴

颈部：翳风、风池。（图 3-11-2）

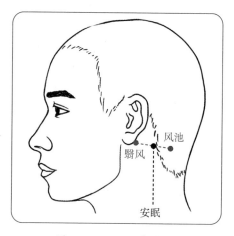

图 3-11-2　颈部取穴

四肢：合谷、后溪、三阴交、足三里、太冲。（图 3-11-3）

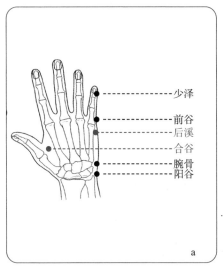

a

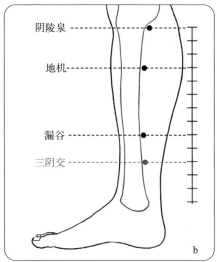

b

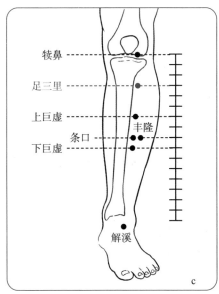

c

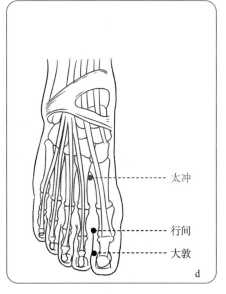

d

图 3-11-3　四肢取穴

（三）刺法

穴位常规消毒，选用细火针，施术者靠近针刺部位，右手持针，将针身烧至白亮，快速垂直刺入已选定穴位，进针 1~2mm，不留针，迅速出针，左手持消毒干棉球速压于针孔。上述穴位每次选取 5~6 个，交替使用，每穴火针点刺 2~3 下。嘱患者当日针孔处勿沾水，火针治疗期间忌食生冷。每隔 1 日治疗 1 次，10 次为 1 个疗程，疗程间隔休息 7 日。

五、注意事项

面瘫与风邪有关，外出时可以戴口罩或用围巾把面部、耳前、耳后围起来保护好，不要接触冷风。平时洗完头发要尽快把头发吹干，不要让湿头发贴在自己身上。运动能够提高人体自身的抵抗力，有效防止疾病的发生。饮食方面，要禁烟戒酒，最好少吃腌制品、刺激性食物和海鲜等发物。此外，面瘫频发除了天气原因，与不规律生活、精神压力大也有较大关系。因此心情也要放宽松，不要过度劳累，特别是不要熬夜，因为过度劳累时免疫力下降，容易受到病毒感染。若已发病，应尽早进行治疗，针灸有很好的疗效。同时，平常可将生姜末局部敷于患侧，每日 30 分钟；温湿毛巾热敷耳根部，每日 2~3 次；只要患侧面肌能运动就可自行对镜子做皱额、闭眼、吹口哨、示齿等动作，每日 2~3 次，有助于疾病恢复。

第十二节　面肌痉挛

一、概述

面肌痉挛，是以阵发性、不规则的一侧面部肌肉不自主抽搐或跳动为主要临床表现的顽固性疾病。此病属于中医学"面风""痉证""筋惕肉""颜面抽搐"等范畴。临床表现为开始时只在眼周有抽动，类似眼睑跳，渐发展至牵动面部和口角，严重者可波及整侧面部。一般多发生于一侧，精神紧张、过度疲劳和睡眠不足可加重病情。

二、病因病机

中医学认为，本病多和风邪有关，即所谓"风盛则动"。此病多由外感风邪，侵袭面络，令经脉不畅，气血运行受阻，经脉失养而拘急；亦或七情不调，肝火过旺，灼伤肝阴，血不濡筋；或情志郁闷，气血瘀滞；或脾虚血少，气血不能上容于面而致本病。

西医学认为，面肌痉挛病因较为复杂，可分为血管因素，如在面神经部位存在基底动脉瘤进而压迫神经所致；非血管因素，如肉芽肿、肿瘤和囊肿等因素占位导致占位性病变而致；其他因素，如面神经的出脑干区存在压迫现象，还包括遗传因素等。

三、诊断要点

（1）本病以一侧面部肌肉阵发性痉挛为主要症状，初起多为眼轮匝肌阵发性痉挛，逐渐扩散到一侧面部、眼睑和口角，痉挛范围不超过面神经支配区域。少数患者阵发性痉挛发作时，伴有面部轻微疼痛。晚期可出现肌无力、肌萎缩和肌瘫痪。

（2）面神经病理学检查和肌电图检查可发现异常。

四、治疗方法

（一）体位

嘱患者仰卧位，充分暴露施术部位。

（二）取穴

取阿是穴、风池、攒竹、太阳、四白、地仓、颧髎、合谷、太冲。（图3-12-1～图3-12-4）

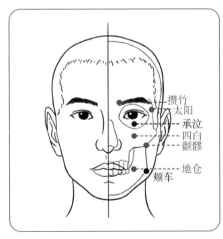

图 3-12-1 攒竹、太阳、四白、
地仓、颧髎

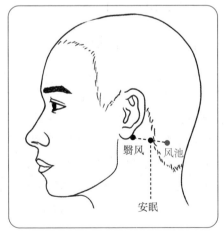

图 3-12-2 风池

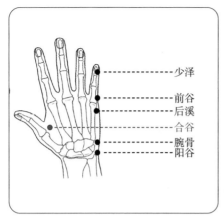 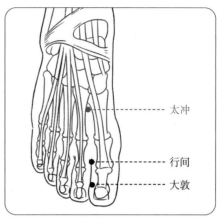

图 3-12-3　合谷　　　　　　　　图 3-12-4　太冲

（三）刺法

穴位常规消毒，选用细火针，施术者靠近针刺部位，右手持针，将针身烧至白亮，找准抽搐点，快速垂直刺入已选定穴位，进针 1~2mm，不留针，迅速出针，左手持消毒干棉球速压于针孔。上述穴位每次选取 3~4 个，交替使用，每穴火针点刺 1~2 下，不可多次反复点刺同一部位，以免穴位疲劳反致抽搐。嘱患者当日针孔处勿沾水，火针治疗期间忌食生冷。隔日治疗 1 次，10 次为 1 个疗程，疗程间隔休息 7 日。

五、注意事项

面肌痉挛除了要及时进行治疗之外，日常的护理措施也是重要环节，可以采取以下护理方式：第一，日常注意保暖，寒天外出时，应戴好口罩或围巾，避免面部直接受凉风刺激；不开窗睡觉，不将面部直接面向空调，尤其是冷风时。第二，及时缓解内心压力，如多和家人及朋友沟通、经常参加集体性活动、外出郊游等，以经常保持轻松愉悦的心情。第三，合理安排时间，以保证充足的休息而避免过度劳累；经常参加有氧运动，如散步、游泳、瑜伽、慢跑等，以增强机体抵抗力，从而有效预防面肌痉挛。

第十三节　三叉神经痛

一、概述

三叉神经痛是指在三叉神经分布区域内出现的阵发性、短暂性剧烈疼痛，历时数秒或数分钟，间歇期无症状。呈周期性发作，疼痛可自发，也可因刺激"扳机点"引起。临床表现为在一侧的面部或面颊部，或上下唇，或下颌、耳根处，或上下眼眶处，突然出现呈刀割样、针刺样或烧灼样剧痛，突发突止，缠绵难愈。常因说话、刷牙、洗脸、漱口、吃饭或情绪激动等诱发。一般多发于中年人，女性多于男性。

二、病因病机

中医学认为，本病多与外感风邪、情志不调、外伤等因素有关。外感风寒或风热之邪，邪客经脉，气血受阻，运行不畅，经络不通则痛；或遭受外伤，经络受损，血瘀阻络；或七情不调，肝郁气滞，经络闭阻；或痰火之邪及阳明胃热所致；亦或久病入络，经脉气血痹阻，面部肌肤失去濡养所致。

西医学认为，本病的病因及发病机制，至今尚无明确的定论。目前为多数人所支持的是三叉神经微血管压迫导致神经脱髓鞘学说及癫痫样神经痛学说。

三、诊断要点

（1）面部三叉神经分布区阵发性剧烈疼痛，疼痛发作无任何先兆，历时数秒甚至数分钟，呈周期性发作。

（2）疼痛可由口、舌的运动或外来刺激引起，常有一"扳机点"，触之即痛，多在唇、鼻翼、眉及口腔内等处。

（3）约60%的患者疼痛发作时伴有同侧眼或双眼流泪及流口水。半数以上患者于痛时按压或揉搓患部可减轻疼痛，偶有通过不停咀嚼或呲嘴以减痛者。

四、治疗方法

（一）体位

嘱患者仰卧位，充分暴露施术部位。

（二）取穴

取阿是穴、听宫、下关、翳风。（图 3-13-1，图 3-13-2）

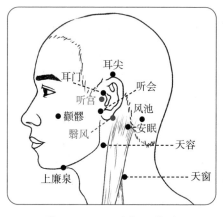

图 3-13-1　听宫、翳风

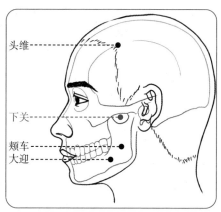

图 3-13-2　下关

（三）刺法

穴位常规消毒，选用细火针，施术者靠近针刺部位，右手持针，将针身烧至白亮，找准痛点，快速垂直刺入已选定穴位，进针 1~2mm，不留针，迅速出针，左手持消毒干棉球速压于针孔。上述穴位每次选取 2~3 个，交替使用，每穴火针点刺 1~2 下，嘱患者当日针孔处勿沾水，火针治疗期间忌食生冷。每日治疗 1 次，5 次为 1 个疗程，疗程间隔休息 3 日。

五、注意事项

三叉神经痛常在洗脸、刷牙等动作时触发，可尽量放慢动作，防止诱发疼痛；尽量避免处于温差变化较大的环境中，注意保暖；饮食上应避免偏食，进食较软的食物，忌辛辣刺激性食物，如葱、蒜、辣椒、芥末等，这些食物可上行头目刺激三叉神经，使神经冲动加强，从而诱发疼痛；有的三叉神经痛患者是因为维生素 B_1 缺乏，可适当补充维生素 B_6 族治疗，而烟酒和糖类可使维生素进一步缺乏，所以也应忌口。

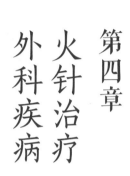

第四章
火针治疗
外科疾病

第一节　颈淋巴结结核

一、概述

颈淋巴结结核是一种发生于颈部的慢性感染性疾病，以结核累累成串、溃后脓出清稀、疮口经久不愈为特征，中医学称之为"瘰疬"。其临床特点是多见于儿童或青年女性，好发于颈部及耳后，起病缓慢，初起时结核如豆，不红不痛，逐渐增大，融合成串，溃后脓水清稀，夹有败絮样物，此愈彼溃，经久难愈，形成窦道，愈后形成凹陷性瘢痕。《河间六书·瘰疬》云："夫瘰疬者，经所谓结核是也。或在耳前后，连及颐颌，下连缺盆，皆为瘰疬。"

二、病因病机

中医学认为，本病多因七情不遂，肝气不舒，肝木乘脾土，脾失健运，痰浊内生，气滞痰凝，结于颈项；或肝郁化火，下灼肾阴，阴虚火旺，热盛肉腐而成脓；或肺肾亏虚，津液不布，痰火聚结，肉腐成脓。

西医学认为，本病为感染结核分枝杆菌，是颈部的淋巴结结核病，常继发于肺结核或肺外器官结核。

三、诊断要点

（1）临床表现为初起颈部一侧或两侧有单个或多个核状肿块，推之可移，皮色不变，亦不疼痛。随着病情发展，核块与皮肤粘连，有轻度疼痛。化脓时皮色转为暗红，肿块变软，脓肿破溃后脓液稀薄，夹有败絮样物。疮口潜行，久不愈合，可形成窦道。

（2）多见于儿童或青年人，好发于颈项及耳前、耳后一侧或两侧，也有延及颌下、锁骨上及腋部者，病程进展缓慢。

（3）可有肺痨病史或肺痨接触史。

（4）结核菌素试验强阳性，血沉增快。病理活检可助诊断。

四、治疗方法

（一）体位

嘱患者坐位或仰卧位，充分暴露施术部位。

（二）取穴

取结核处局部阿是穴。

（三）刺法

早期：常规消毒，选用中粗火针速刺，点刺不留针，每次选 1~2 个结节，如为多个结块可先选用最早出现或最大的结节肿块。结块小者可从结块中心进针，针深达结块 2/3 为宜，1 针即可；结块大者先在结块中心刺 1 针，再在四周点刺 3~5 针，深度视结节肿块大小而定。针后如有少量出血，用消毒干棉球拭去即可，不需压迫止血。每周治疗 1~2 次，一般 2~3 次后即可收效。

后期：成脓后，以粗火针速刺，不留针。如结块甚大则取其波动处之低垂位置，从下斜向上进针，至结块有波动感处中心后迅速出针，可加用拔火罐使脓水尽出。破溃后，以中粗火针在疮口周围行围刺法，不留针。一般行针 1 次即可排尽脓水，若不尽，可隔日治疗 1 次。

五、注意事项

情绪波动、过度劳累等导致抗病能力下降等因素可引起本病的发生，因此平时应注意情绪的调理和运动锻炼，增强免疫力。已经出现本病的患者，应注意避免食用茄子、海鲜、奶制品等，因为这些食物可能与药物发生反应，影响营养吸收。有条件者，可用樟脑 30g，鲜蒲公英 100g，共同捣烂，加入适量白酒调成糊膏状，加热后敷于患处，厚约 1mm，每天换药 1 次，或隔天 1 次，可有助于恢复。但此法只是辅助作用，还是应以正规治疗为主。

第二节　甲状腺肿

一、概述

甲状腺肿是指颈前喉结两侧弥漫性肿大伴结块，无疼痛、不破溃、皮色如常，质地不硬，可逐渐增大，但生长缓慢，可伴有喉间发堵，胸闷憋气等症状，是最常见的瘿病，中医学称之为"气瘿"。其临床特点是女性多见，好发于高原、山区等缺碘地区。《诸病源候论·瘿候》记载："诸山水黑土中出泉流者，不可久居，常食令人作瘿病，动气增患。"

二、病因病机

中医学认为，本病多由于所居之地的水源及食物中含碘不足而引起，此外，情志不畅，肝气郁滞而致津液凝聚成痰，气化失调，营运阻塞，导致痰气结于颈部；或青春期、妊娠期妇女等肾虚肝郁，肾气亏损，冲任失养，气机不畅，亦可导致该病。

西医学认为，本病的病因与甲状腺激素原料（碘）的缺乏、甲状腺激素需要量的激增及甲状腺素合成和分泌障碍等有关。

三、诊断要点

（1）临床表现：女性多见。颈前结喉处漫肿，一侧或两侧可及多个结节，光滑，质软不痛，随吞咽动作而上下移动。如甲状腺肿块较大时，可压迫气管、食管和喉返神经等而引起各种症状，如呼吸困难、吞咽不利、声音嘶哑等。

（2）辅助检查：B超检查可见甲状腺增大，甲状腺内多发囊性、实性或囊实性结节。颈部X线检查可以帮助判断有无气管受压、偏移。

四、治疗方法

（一）体位

嘱患者坐位或仰卧位，充分暴露施术部位。

（二）取穴

取颈部肿大局部阿是穴。

（三）刺法

常规消毒，选用中粗火针，施术者靠近针刺部位，右手持针，将针身烧至白亮，快速垂直刺入已选部位，施以散刺法，进针达肿物的 2/3 处，不留针，迅速出针，左手持消毒干棉球速压于针孔。嘱患者当日针孔处勿沾水，火针治疗期间忌食生冷。每 1 天治疗 1 次，5 次为 1 个疗程，疗程间隔休息 3 天。

五、注意事项

甲状腺肿大多由于饮食因素引起，那么日常应该如何调理饮食比较好呢？首先，尽量避免可能导致甲状腺肿的食物，如核桃、黄豆、卷心菜、西兰花等。另外，也要远离辛辣刺激的食物，包括葱、花椒，以及咖啡、浓茶、烟酒等。除了上述可能助长甲状腺肿大的食物，当然也有些食物是有利于散结消肿的，例如油菜、芥菜、猕猴桃。还有的食物可提高抵抗力，如木耳、甜杏仁、柿饼、芦笋、薏米、甲鱼、香菇、蘑菇等。还宜多吃健脾利水的食物，如山药、虾、薏米、扁豆等。

第三节　下肢静脉曲张

一、概述

下肢静脉曲张是体表静脉曲张交错而形成团块状改变的病症。其好发于下肢，瘤体色暗，青筋垒垒，盘曲成团，如蚯蚓聚结，时伴有小腿肿胀，足靴区色素沉着，每当负重站立时更加明显，但睡卧或抬高下肢时，症状可缓解，伴有肢体沉重，行走不便，晚期易并发小腿皮炎、慢性溃疡等。该病是临床常见的周围血管病，多发生于长期从事站立负重工作的人群。

二、病因病机

中医学认为，此病多因久行、久立、久负重物等致使气血循行受阻，运行不畅，血瘀经脉；或饮食不节，嗜食肥甘、辛辣及酒酪，湿热内蕴，湿邪下注，壅滞经脉；或骤受风寒或涉水淋雨，寒湿侵袭，凝结筋脉，筋挛血瘀，成块成瘤；或因外伤筋脉，瘀血凝滞，阻滞筋脉络道而成。

西医学认为，下肢静脉曲张是由于静脉瓣膜关闭功能不全、静脉壁薄弱及浅静脉内压力持续升高所引起。

三、诊断要点

（1）好发于下肢内侧，尤其是小腿。临床表现为患肢逐渐静脉努张，盘曲成团，如蚯蚓聚结。瘤体表面呈青蓝色，质地柔软，或可扪及硬结。病程长久者，患肢皮肤可发生萎缩、脱屑、瘙痒、颜色褐黑，甚至发生湿疮等。抬高患肢或向远心方向挤压可缩小，但患肢下垂放手顷刻充盈恢复。

（2）大隐静脉瓣膜功能试验和深静脉通畅试验有助于判断，彩色多普勒超声检查及下肢静脉顺行或逆行造影检查，可显示静脉是否通畅、静脉瓣膜的功能是否正常及是否存在静脉血液的倒流。

四、治疗方法

（一）体位

嘱患者仰卧位，充分暴露施术部位。

（二）取穴

取病灶区域阿是穴。

（三）刺法

常规消毒，选中粗火针，以散刺法治之。在患肢找较大的曲张血管1~5处，再将火针于酒精灯上烧至白亮，迅速准确地刺入血管中，随即拔出，即有紫黑色血液顺针孔流出，待血液自凝或血液颜色变红后用乙醇棉球将血渍擦净，用干棉球按压针孔片刻。根据病情和患者身体状况，每周治疗1~3次。

五、注意事项

下肢静脉曲张患者每天睡觉之前可以在床上平躺，把腿抬高于心脏水平12寸的位置，保持5分钟左右。平时避免穿太紧的衣服以及高跟鞋，不能长时间跷二郎腿，久坐或者久站。如果职业必须久坐或者久站的话，应该工作 1 小时之后站起来走动或者踮脚尖运动，或选择静脉曲张弹力袜。运动方面选择低冲击性的运动，比如骑自行车、游泳、散步等，禁止做力量训练的项目；饮食方面多吃一些低脂肪、高纤维素的饮食，同时也要加强维生素 E 和维生素 C 的补充。另外要戒烟酒，否则会导致动脉和静脉受到损害。

第四节　血栓闭塞性脉管炎

一、概述

血栓闭塞性脉管炎属中医学"脱疽"的范畴，是一种中小动静脉的周期性、节段性、慢性炎症病变，是以血管腔发生闭塞，引起局部组织缺血，最后坏死致肢体末端脱落为病变过程的疾病。临床表现为：以下肢多见，患处发凉、发白、麻木或疼痛，行走不利或跛行，继而患肢足趾出现持续性剧烈疼痛，小腿肌肉萎缩，爪甲粗糙，足背跗阳脉减弱或消失；严重者患肢坏死，趾节零落，疼痛异常。

二、病因病机

中医学认为，本病的发生多因外感寒湿，血凝经脉，不得运行，蕴久化毒生热；或过食膏粱厚味，辛辣烧烤之物，令湿热内聚，积聚化热化腐；亦或肝肾不足，房事不节，精血亏损，血涩不行；亦或长期大量吸烟等诱发。本病的基本病机是血脉瘀阻，在内由于脾肾阳气不充、气血虚亏或肝肾阴虚，在外则由于烟毒及寒湿损伤。

西医学认为，本病是由于小动脉痉挛和血栓形成造成闭塞，致使局部缺血。半数伴有雷诺现象，男性多见，以吸烟者为多。吸烟与本病的病程和预后关系密切。

三、诊断要点

（1）血栓闭塞性脉管炎好发于青壮年，以 20~40 岁男性为多见。多发于寒冷季节或常在寒冷季节加重，常先一侧下肢发病，继而累及对侧，少数患者可累及上肢。患者多有受冷、受潮湿、嗜烟、外伤等病史。本病病程较长，易复发。

（2）初起趾、指冷痛，小腿酸麻胀痛，行走多时加重，休息时减轻，呈间歇性跛行，趺阳脉减弱，小腿可有游走性青蛇毒（静脉炎）。继而疼痛呈持续性，肢端皮肤发凉，下垂时则皮肤暗红、青紫，皮肤干燥，毫毛脱落，趾甲变形增厚，肌肉萎缩，趺阳脉消失。进而发生干性坏死，疼痛剧烈，彻夜不眠，抱膝而坐。溃烂染毒时，出现湿性坏死，肢端红肿热痛，全身发热。

（3）肢体动脉彩色多普勒超声、计算机扫描血管三维成像（CTA）、数字减影血管造影（DSA）等影像学检查及血脂、血糖等实验室检查可以明确诊断，并有助于鉴别诊断，了解血管闭塞部位及程度。

四、治疗方法

（一）体位

嘱患者俯卧位，充分暴露施术部位。

（二）取穴

取病灶局部阿是穴、委中。（图4-4-1）

（三）刺法

常规消毒，选用中粗火针，施术者靠近针刺部位，右手握笔式持针，将针尖伸入点燃的酒精灯或乙醇棉球的外焰中直至针身烧至白亮，快速垂直刺入已选定部位，进针1~2mm，不留针，迅速出针，以散刺法为主，不宜过深。每3日治疗1次，5次为1个疗程。

五、注意事项

血栓闭塞性脉管炎患者必须严格戒烟，因香烟中的尼古丁会引起血管收缩，加重动脉硬化的程度，加重缺

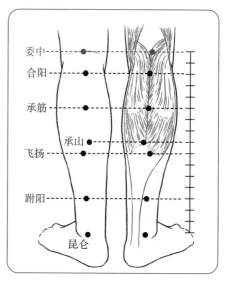

图4-4-1 委中

血症状;平常注意保护患肢,避免受寒,坚持锻炼,促进血液循环。病程早期可进行 Buerger 运动练习,具体方法是平卧,先抬高患肢 45° 以上,维持 1~2 分钟,再在床边下垂 2~3 分钟,然后放直水平位 2 分钟,并做足部旋转及伸屈活动各 10 次。如此反复练习 5 回,每日 5 次。

第五节 下肢慢性溃疡

一、概述

下肢慢性溃疡是西医学病名,又称小腿静脉性溃疡,是以下肢胫部经久不愈的慢性溃疡为主症的病症。中医学称之为"臁疮""裙疮""老烂腿""裙边疮"等。本病临床特点是好发于小腿下 1/3 处,踝骨上 9cm 的内、外臁部位。溃疡发生前,患部往往长期存在皮肤瘀斑、粗糙,溃烂后疮口经久不愈或虽已经收口,每易因局部损伤而复发。清代名医高秉钧所撰《疡科心得集》曰:"臁疮者,生于两臁,初起发肿,久而腐溃,或浸淫瘙痒,破而脓水淋漓。"本病好发于久站工作者和老年人。

二、病因病机

中医学认为,此病多因久行、久立、负重之人,气血运行不畅,经络阻滞,肌肤失于濡养;或过食辛辣、肥甘和烧烤及酒酪,湿热内生,壅聚经脉,而令气血难行;或肝肾亏虚,精血不足,经脉失养,而令肌肤不荣;或小腿皮肤破损染毒,湿热下注而成,疮口经久不愈。

西医学认为,下肢深、浅静脉及交通支静脉的结构异常、肢体远端的静脉压力持续增高是小腿皮肤营养性改变和溃疡的主要机制,而长期站立、腹压过高和局部皮肤损伤是溃疡的诱发因素。

三、诊断要点

(1)以小腿内臁(内侧)较为多见。局部初起常先痒后痛,色红,糜烂,迅速转为溃疡。溃疡大小不等,呈灰白或暗红色,表面或附有黄色脓苔,脓水秽臭难闻。病久溃疡边缘变厚高起,四周皮色暗黑、漫肿或伴有湿疹,收口后易反复发作。

(2)多见于下肢患有筋脉横解(静脉曲张)的患者。

（3）血常规检查一般正常，少数可有白细胞计数增高。临床上多用彩色多普勒超声、下肢静脉造影等方法检查其下肢静脉情况。

四、治疗方法

（一）体位

嘱患者仰卧位，充分暴露施术部位。

（二）取穴

取病灶局部阿是穴。

（三）刺法

常规消毒，选用中粗火针，施术者靠近针刺部位，右手握笔式持针，将针尖伸入点燃的酒精灯或乙醇棉球的外焰中直至针身烧至白亮，点刺溃疡中央及周围十针至数十针不等，深度为 1~3mm，不留针，迅速出针，每周治疗 1~2 次。

五、注意事项

因本病常继发于下肢静脉曲张等病，因此平时应多卧床休息，患肢抬高约30°，注意做到"两高"：坐位时脚要高于臀部，卧位时脚要高于胸部。饮食方面应补充蛋白质、维生素及纤维素，如鱼类、鸡蛋、新鲜蔬菜和水果等，少吃发物，如羊肉、辣椒、韭菜及海鲜等。同时也要注意溃疡局部的养护，穿脱衣服时尽量轻一些慢一些，避免造成二次伤害。

第六节　痔疮

一、概述

痔疮包括内痔、外痔、混合痔，是肛门直肠底部及肛门黏膜的静脉丛发生曲张，形成一个或多个静脉团的一种慢性疾病。当排便时持续用力，造成此处静脉内压力反复升高，以致静脉肿大。痔是一种常见病、多发病，男女皆有，任何年龄都可发生，因痔核常出现肿痛、瘙痒、流水、出血等症状，所以通称痔疮。内痔发于齿线以上，以出血、脱出为主要症状；外痔发生于齿线以下，以坠胀、异物感、疼痛为主要症状；混合痔发生在齿线上下，互相贯通，兼有内痔和外痔的特征。近代一般根据痔核发生的位置分为内痔、外痔、混合痔三类来施治。

二、病因病机

中医学认为，本病发病的原因既与脏腑阴阳气血失调有关，又与饮食起居，久站久行，便秘腹泻，妊娠分娩，遗传以及风、湿、燥、热外因等有关。这些因素均可导致脏腑功能失调，风湿燥热下迫大肠，瘀阻魄门，气血不调，络脉瘀滞，蕴生湿热；日久气虚，中气下陷，不能摄纳则痔核脱出。

西医学认为，本病的具体发病机制尚未完全明确，可能与多种因素有关，目前主要有静脉曲张学说及肛垫下移学说，主流多支持肛垫下移学说，即肛垫弹性回缩能力减弱后充血，下移形成痔。

三、诊断要点

（1）临床表现中内痔以便血、脱出、瘙痒、疼痛为主症；外痔可看到肛缘的痔隆起或皮赘，以坠胀、疼痛、有异物感为主症；混合痔兼有二者的特征。

（2）指诊时肛内外可触及大小不等的团块状痔核。

（3）肛门镜检查、X线钡剂灌肠可看清痔的部位、大小、形态等，是诊断的基本方法。

四、治疗方法

（一）体位

患者取截石位或俯卧位，充分暴露施术部位。

（二）取穴

取阿是穴、长强、承山。（图4-6-1，图4-6-2）

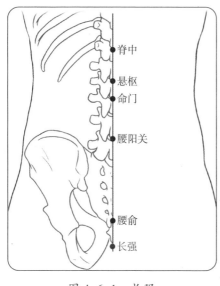

图 4-6-1　长强

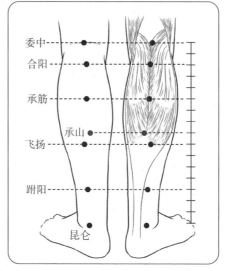

图 4-6-2　承山

（三）刺法

取局部痔核，即阿是穴，充分暴露，严格消毒后，选用中粗火针，施术者靠近针刺部位，右手握笔式持针，将针身烧至白亮，分别于母痔 3 点、7 点、11 点三个方向各刺一针，快速垂直刺入已选定痔核，意在阻断痔内血源，然后根据痔核的大小，在其中心及四周各刺数针，一般 3~5 针，不留针，视痔核大小决定点刺深度，以针至黏膜基底层为宜，迅速出针，若有出血，可待其恶血尽出，不急于止血。每 3 日治疗 1 次，5 次为 1 个疗程。

五、注意事项

秋冬季是痔疮好发季节，预防痔疮的发生最好养成良好的生活习惯，尤其是长时间久站、久坐的人群，避免一直保持同样的姿势，每隔 1 小时最好能走动 3~4 分钟。平时注意节制饮食，适度锻炼特别是不要坐在马桶上刷微信看新闻，养成每天短时间排便的习惯。同时，饮食方面应粗细搭配，进食易消化、少含渣滓的食物，少饮浓茶、咖啡、酒类，少食辛辣火锅，多喝水、多摄入瓜果，以减少对肛管的刺激，有条件的便后要温水冲洗。

第七节　脂肪瘤

一、概述

脂肪瘤是由于体内脂肪组织异常增生所致，为良性软组织肿瘤。中医学称之为"肉瘤"。临床表现为肿核生在皮下，肤色不变，少则一两个，多则十数个，大小不一，触之柔软，用力可以压扁，推之可以移动，与皮肤无粘连，瘤体表面皮肤如常，无疼痛，破溃则有黄绿色油状物流出。《外科正宗·瘿瘤论》云："肉瘤者，软若绵，硬似馒，皮色不变，不紧不宽。"

二、病因病机

中医学认为，此病多因思虑过度或饮食不节，过食肥甘厚味及辛辣炙煿之物，以令湿热内结，脾失健运，痰湿凝结，聚积体肤；或痰湿体质，或郁怒伤肝，失于疏泄，木旺侮土，气痰阻滞，逆于肉里，乃生本病。《外科正宗》说："忧郁伤肝，思虑伤脾，致脾气不行，逆于肉里，乃生气瘿、肉瘤。"

西医学认为，脂肪瘤的病因目前并没有完全明确，可能与炎症刺激结缔组织变性、脂肪组织代谢异常和障碍、脑垂体前叶性腺激素水平分泌异常、先天性发育不良、肠道营养不良等因素有关，还包括遗传因素等。

三、诊断要点

（1）多见于成年女性，可发于身体各部，好发于肩、背、腹、臀及前臂皮下。临床可见其大小不一，边界清楚，皮色不变，生长缓慢，触之柔软，呈扁平团块状或分叶状，推之可移动，基底较广阔，一般无疼痛。多发者常见于四肢、胸或腹部，呈多个较小的圆形或卵圆形结节，质地较一般脂肪瘤略硬，压之轻度疼痛。

（2）B超可以准确判断其位置、大小。酌情可行组织病理学检查。

四、治疗方法

（一）体位

嘱患者取坐位、仰卧位或俯卧位，充分暴露施术部位。

（二）取穴

取病灶局部阿是穴。

（三）刺法

常规消毒，选取中粗火针，将针身烧红，施以散刺法，根据肿物大小，点刺数针，一般为 3~5 次；再施以慢刺法，留针 5 分钟，然后挤压，清除黄绿色油样液体，每周治疗 1~2 次。

五、注意事项

脂肪瘤患者在日常生活中应注意饮食保健，以低胆固醇饮食为主，提倡以谷类（包括豆类）、新鲜蔬菜为主，适当搭配动物性食物（禽、肉、水产、乳、蛋）的平衡膳食。宜多吃具有抗软组织肿瘤的食物，如苦菜、赤豆、核桃、海带、紫菜；忌酒及含乙醇类饮料，忌葱、蒜、椒、桂皮等刺激性食物，忌羊肉、狗肉、公鸡等发物。

第八节　急性淋巴管炎

一、概述

本病是由 A 族 β 型溶血性链球菌经由皮肤、黏膜的细小伤口入侵所引起的皮肤及其网状淋巴管的急性炎症。中医学称为"丹毒"，并根据其发病部位的不同，有不同的名称；生于下肢者称"流火"；生于头面者称"抱头火丹"；生于躯干者称"内发丹毒"；游走全身者，多发于新生儿，称"赤游丹"。本病临床表现为起病急，恶寒发热，患处皮肤焮红肿胀，色赤如丹，表面紧张光亮，抚之有灼热感，痛似火燎，有的皮损会发生水疱和血疱；迅速扩大，发无定处，好发于下肢和面部。《素问·至真要大论》云："少阳司天，客胜则丹胗外发，及为丹熛、疮疡……"《诸病源候论·丹毒病诸候》云："丹者，人身忽然焮赤，如丹涂之状，故谓之丹。或发手足，或发腹上，如手掌大，皆风热恶毒所为。重者亦有疽之类，不急治，则痛不可堪，久乃坏烂。"

二、病因病机

中医学认为，本病总由血热火毒为患，多因素体血热内蕴，又遭风热之邪，邪热交织成毒，瘀滞于肌肤，阻遏经络，气血壅聚而成；亦或肌肤遭受外伤，毒邪乘虚而入，凝滞肌肤而发。

西医学认为，本病是由溶血性链球菌从皮肤或黏膜的细微破损处侵入皮内网状淋巴管所引起的急性炎症性疾病。

三、诊断要点

（1）多数发生于下肢，其次为头面部。临床表现为患处皮肤焮红肿热痛，与正常皮肤有明显分界，红斑边缘微隆起，迅速向四周蔓延，或产生水疱，破烂流水，疼痛瘙痒，病变附近有臀核肿痛。开始即有恶寒、发热、头痛、周身不适等症状。

（2）可有皮肤、黏膜破损或脚癣等病史。

（3）血常规结果提示白细胞总数及中性粒细胞比例明显增高。

四、治疗方法

（一）体位

根据不同部位采取不同姿势，或仰卧、侧卧、俯卧，充分暴露施术部位。

（二）取穴

主穴取阿是穴、曲池、委中。根据病情酌加配穴，风热可加大椎、尺泽、血海；湿热可配阴陵泉、内庭。（图4-8-1~图4-8-7）

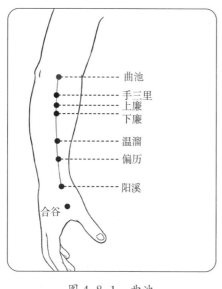

图 4-8-1　曲池

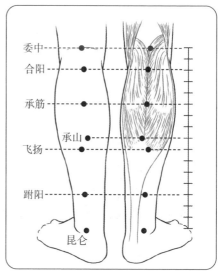

图 4-8-2　委中

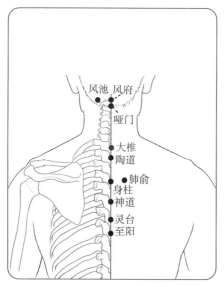

图 4-8-3　大椎

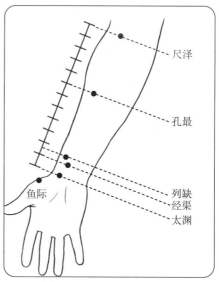

图 4-8-4　尺泽

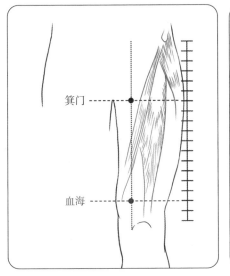

图 4-8-5　血海

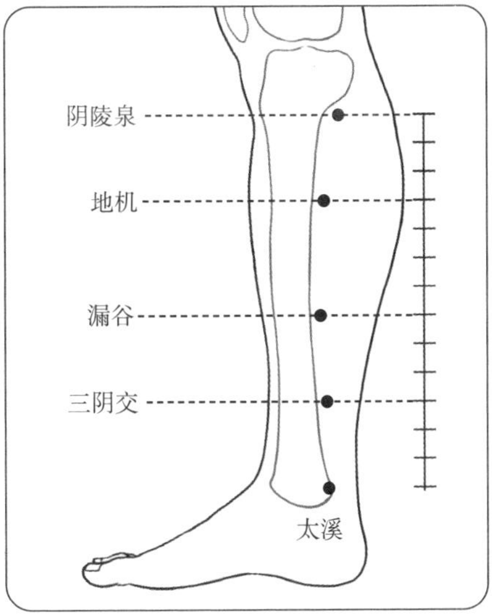

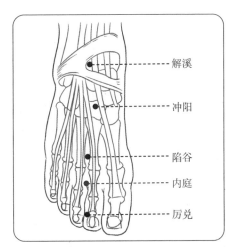

图 4-8-6　阴陵泉

图 4-8-7　内庭

（三）刺法

穴位常规消毒，选用中粗火针，施术者靠近针刺部位，右手握笔式持针，将针身烧红，先刺患部皮下暗紫色努张的小血管，待黑血自行溢出后，用消毒干棉球按压针孔，每次可刺 4~5 针。若无努张的小血管，可在患部行散刺法，进针 2~4mm，不留针，迅速出针，以血随针出为宜，刺后拔罐，令余毒尽祛。隔日治疗 1 次，5 次为 1 个疗程。

五、注意事项

患者在治疗期间应卧床休息，下肢病变可抬高患肢，头部病变可取半卧位。饮食方面要多吃凉性、清淡食物，如面条、米粥、新鲜蔬菜、水果等，多饮开水、茶水。还可搭配食疗，如丝瓜粥：准备一根鲜嫩的丝瓜，洗净后去皮切成粗段，再准备适量的大米和白糖。先把大米放在锅里煮粥，在半熟时加入丝瓜，等到全熟之后把丝瓜捞出去掉，再加入适量的白糖即可食用。蒲公英茶：可以使用 30g 新鲜的蒲公英或者是 20g 干的蒲公英，洗净后加入适量的水进行煎煮，煮沸之后即可饮用。

第九节　冻疮

一、概述

冻疮是人体遭受寒邪侵袭所引起的局部性或全身性损伤，临床上以暴露部位的局部性冻疮为最常见。临床表现为患处皮肤发白，发凉，继则出现局限性红斑、肿胀，患者自觉瘙痒或灼痛，日久皮肤色青紫，上有水疱或破溃，溃后有渗出，湿烂成疮。全身性冻伤以体温下降，四肢僵硬，甚则阳气厥脱为主要表现，若不及时救治，可危及生命。好发于初冬或早春季节。多见于手指（趾）、足跟、耳缘、耳垂等处，有暖后自愈但遇寒复发的特点。火针治法多针对局部性冻疮。

二、病因病机

中医学认为，本病的发病原因主要为寒冷侵袭。《诸病源候论·冻烂肿疮候》曰："严冬之月，触冒风雪寒毒之气，伤于肌肤，气血壅涩，因即瘀冻，焮赤疼痛，便成冻疮。"多因禀赋不强，素体阳虚，腠理不密，卫外失固，感受寒邪，瘀阻经脉，凝滞气血，肌肤不得温煦所致；或严冬之日，长时户外工作，防寒不力，寒邪外袭，客居经脉，与气血相搏，而发冻疮。

西医学认为，本病是因机体受低温侵袭后，体温调节中枢失常，血液循环障碍和细胞代谢不良，继之发生复温后微循环方面的改变，是冻伤引起组织损伤和坏死的基本原因。

三、诊断要点

（1）有低温环境下停留较长时间的病史。

（2）临床表现：①局部性冻疮：多发于手、足、鼻尖、耳郭和面颊等末梢部位和暴露部位。②轻症：初起受冻部位皮肤先呈苍白色，继则红肿，或有硬结、斑块，边缘红，中央青紫，冷痛，或感麻木，暖热时自觉灼热、瘙痒、胀痛。③重症：有大小不等的水疱或肿块，皮肤呈灰白或暗红色，或转紫色，疼痛剧烈，或局部感觉消失；水疱破后出现糜烂或溃疡，甚则肌肉筋骨坏死。

（3）辅助检查：重症冻疮怀疑有骨坏死时，可行 X 线检查。出现湿性坏疽或合并肺部感染时，血常规白细胞总数和中性粒细胞比例升高。创面有脓液时，可做脓液细菌培养及药敏试验。

四、治疗方法

（一）体位

根据不同部位采取不同姿势，或坐位、仰卧、俯卧，充分暴露施术部位。

（二）取穴

取中脘、关元、气海、阿是穴。（图 4-9-1）

（三）刺法

针刺局部阿是穴时，局部常规消毒，选用中粗火针，施术者靠近针刺部位，右手握笔式持针，将针身烧至白亮，在未破溃的结节上快速点刺1~3针，挤出瘀血，以血液颜色变浅为度；已破溃的，在其溃疡周围用火针点刺，使微出血珠。

针刺其余穴位时，患者取仰卧位，穴位常规消毒，将针身烧至白

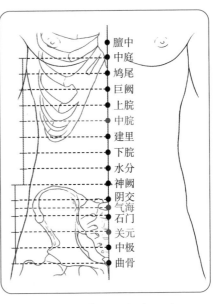

图 4-9-1 中脘、气海、关元

膻中
中庭
鸠尾
巨阙
上脘
中脘
建里
下脘
水分
神阙
阴交
气海
石门
关元
中极
曲骨

亮，垂直刺入深 2~5mm，不留针。血脉瘀滞者，可在手、足背最努张之络脉处，用细三棱针点刺放血，直至血液颜色变浅，用消毒干棉球按压 3 分钟，以免局部血肿。治疗期间，患者应注意防寒保暖。每周治疗 1 次，病情严重者可 3 天 1 次。

五、注意事项

冻疮在冬季较易发生，且易复发，因此预防工作很重要。手、脚等易患部位应注意保暖，最好保证温度维持在 15℃以上，还可泡温水减少发病，具体方法为取一盆 15℃的水和一盆 45℃的水，先把手脚浸泡在低温水中 5 分钟，然后再浸泡于高温水中，如此每天重复 3 次，可以锻炼血管的收缩和扩张功能，减少冻疮的发生。若已经发生且未破溃，可用生姜 10g 切细捣烂，浸在烧酒内 4~5 天，滤去姜渣，用棉球蘸取搽患处，或将食醋煮热，趁温湿敷，一日 2~3 次。冻疮已经溃烂者可用芝麻 15g，花椒 9g，杏仁 10 个，混合后在锅内炒黄，研成细末，用猪油调匀，涂于患处。

第五章
火针治疗
骨伤科疾病

第一节　颈椎病

一、概述

颈椎病又被称为"颈椎综合征"，是颈椎骨关节炎、增生性颈椎炎、颈神经根综合征、颈椎间盘脱出症的总称。本病是指因颈椎间盘退变及其继发性病理改变刺激或压迫其邻近组织如神经根、脊髓、椎动脉、交感神经等，出现相应临床症状和体征者。主要临床表现为颈部疼痛，活动受限，常常累及背部，并放射至两侧上肢乃至手指麻木，有些患者伴有头痛或眩晕；耳鸣伴视力减退或视物旋转，恶心，呕吐；或胃肠功能紊乱，胸闷，心悸等。本病主要见于 50 岁以上中老年人，属于中医学的"骨痹""筋痹""眩晕"等范畴。近年来，随着人们工作方式的改变，颈椎病的发病率明显提高，并呈现年轻化的发病趋势。

二、病因病机

中医学认为，本病的病因和发展与体质、个人生活和工作环境、劳损、外伤等有密切的关系。主要病机为经脉受阻，不通则痛。如感受风寒，多因颈部受到空调、风扇或冷风的侵袭，而致经络闭阻，气血不通；或素体虚弱，腠理空虚，易为外邪所侵；既病之后，正不能驱邪外出，以至风寒湿热之邪得以逐渐深入，流连于颈项筋骨血脉，尤其是人至中年，营卫气血渐弱，肝肾渐衰，筋骨懈惰，血脉壅滞，发为颈椎病；或由于工作、学习长久保持不变的固定姿势，而使气血循环受到阻碍，造成气滞血瘀；或外伤及劳损后，复感风寒湿邪则导致颈部的气血瘀滞，经脉不通，日久血瘀痰聚，缠绵难愈，久则病根深入，累及肝肾督脉而发病。

西医学认为，颈椎病的基本病理变化之一是椎间盘的退行性变。颈椎间盘运动范围较大，容易受到过多的细微创伤和劳损，退变压迫神经、血管、脊髓等出现相应症状和体征。

三、诊断要点

（1）有慢性劳损、受凉或外伤史；或有颈椎先天性畸形、颈椎退行性病变。

（2）多发于50岁以上中年人，尤其是长期低头工作者或习惯于长时间看电视、用电脑者，往往呈慢性发病。

（3）主要症状为颈、肩、背疼痛，头痛、头晕，颈部板硬，上肢甚则手指麻木等。

（4）颈部活动功能受限，病变颈椎棘突、患侧肩胛骨内上角常有压痛，可摸到条索状硬结，可有上肢肌力减弱和肌肉萎缩，臂丛牵拉试验阳性，压头试验阳性。

（5）X线正位摄片显示：钩椎关节增生，张口位可有齿状突偏歪；侧位摄片显示：颈椎曲度变直，椎间隙变窄，有骨质增生或韧带钙化；斜位摄片可见椎间孔变小。CT及核磁共振检查对定性定位诊断有意义。

四、治疗方法

（一）体位

嘱患者取坐位或俯卧位，充分暴露颈项施术部位。

（二）取穴

取颈百劳、肩井、落枕穴及压痛点阿是穴，通常位于颈夹脊、肩胛内缘、天宗、曲垣、大椎等处。（图5-1-1~图5-1-3）

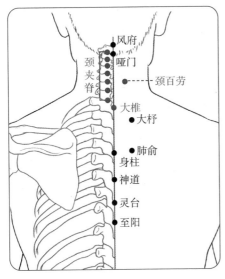

图5-1-1　颈百劳、颈夹脊、大椎

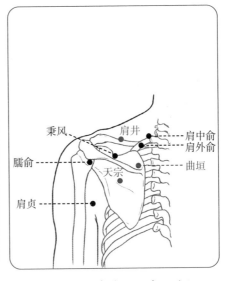

图5-1-2　肩井、天宗、曲垣

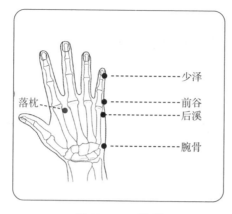

落枕 ----

少泽

前谷

后溪

腕骨

图 5-1-3　落枕

（三）刺法

穴位常规消毒，选用中粗火针，施术者靠近针刺部位，右手握笔式持针，将针身烧至白亮，快速垂直刺入已选定穴位，进针 2~5mm，不留针，迅速出针，左手持消毒干棉球速压于针孔。每次选用 3~4 穴，交替使用，每穴火针点刺 2~3 下，嘱患者当日针孔处勿沾水。每隔 3 日 1 次，5 次为 1 个疗程。

五、注意事项

颈椎病多因长期保持不良姿势而造成，因此平时应注意避免长时间低头，纠正睡高枕的不良习惯，端正头、颈、肩、背的姿势。若长期伏案工作者，每工作 1 小时左右就应适当地活动颈部，可做颈椎保健操，具体方法：脸朝前，侧颈，尽量贴近肩部，保持 2~3 秒，复原，做 5 次；俯视，然后后仰，保持 2~3 秒，做 5 次；左右转动头颈，做 5 次；伸肘与肩平，做绕肩运动，先向前，再向后，各做 5 次；双手抱头，抬头挺胸，充分伸展，保持 2~3 秒，做 5 次；抬头挺胸，头颈后仰，充分向前伸展，保持 5 秒，做 5 次。

第二节　落枕

一、概述

落枕又称失枕、颈部伤筋，是指因姿势不当、过劳或睡眠时感受风寒而导致一侧项背部肌肉痉挛、酸痛、僵硬，颈部活动受限的一种疾病。临床表现为多在睡觉起床后的清晨，感到一侧颈部酸痛，牵强，转动不利，有时可向同侧肩背扩散，当颈部活动时，疼痛加重，令颈项不能左顾右盼；在局部可有明显压痛，亦可触及筋结或条索状物。多发于青壮年，与职业有关，男多于女，冬春多见。

二、病因病机

中医学认为，此病因多为睡眠姿势不当或过劳等而使气血运行受阻，令颈部肌肉失于气血濡养；或素体肝肾亏虚，筋骨萎弱，加之夜间沉睡，肩颈外露，感受风寒，气血痹阻，经络不通，不通则痛。

西医学认为，落枕的发生与患者睡眠时姿势不良，枕头过高、过硬、过低等，头部过度偏转，使颈部肌肉长时间受到牵拉，处于紧张状态而发生静力性损伤，造成颈部肌肉、韧带和关节的劳损，导致颈肌痉挛、肌力不协调而出现相应的临床症状。

三、诊断要点

（1）一般无外伤史，多因睡眠姿势不良或感受风寒后所致。

（2）本病起病突然，多在晨起后出现颈后部、上背部疼痛不适，以一侧为多，或两侧均发病者，疼痛可向肩背部放射。伴有颈部活动受限，头部不能自由转动后顾，转头时常与上身一起转动，病情严重者头偏向患侧。

（3）查体可触及患侧颈肌痉挛，胸锁乳突肌、斜方肌、大小菱形肌及肩胛提肌等处压痛，在肌肉紧张处可触及肿块和条索状改变。

（4）X 线检查常无特征性影像，部分表现为颈椎生理曲度变直。

四、治疗方法

（一）体位

患者端坐位或俯卧位，裸露颈项部。（图 5-2-1～图 5-2-3）

（二）取穴

取百劳、肩井、听宫、阿是穴。

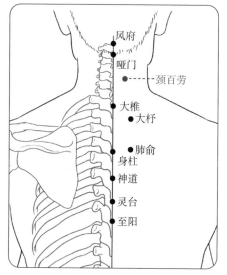
图 5-2-1　颈百劳

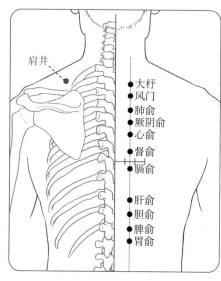
图 5-2-2　肩井

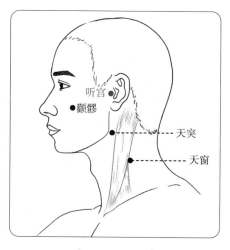
图 5-2-3　听宫

（三）刺法

常规消毒，选用中粗火针，施术者靠近针刺部位，右手握笔式持针，将针身烧至白亮，快速垂直刺入已选定穴位，进针 2~5mm，不留针，迅速出针，每次选取 2~3 穴，每穴可连续点刺 2~3 下。嘱患者当日针孔处勿沾水，治疗期间忌食生冷，避风寒。每日 1 次，3 次为 1 个疗程。

五、注意事项

落枕在日常生活中很常见，那么该如何预防呢？首先，选择合适的枕头，适宜高度为躺下的时候，枕头要能填补头和肩之间的空隙，头部不出现仰头或低头的姿势，头部与身体呈水平状态。其次，日常生活中注意不要保持一个姿势太长时间，这样会加重颈椎的劳损，更易发生落枕；第三，气温较低时注意颈部保暖，不开窗睡觉。若已发生落枕，先躺在床上不要乱动，让肌肉慢慢恢复，也可以用毛巾热敷。还可配合轻微运动帮助恢复，耸肩缩颈，然后头部慢慢转到左边看到肩，再从左边慢慢转到右边，再转回到左边依次做 7~8 次，可每日活动 1 次。

第三节　肩关节周围炎

一、概述

肩关节周围炎是因肩关节周围肌腱、腱鞘、滑囊和关节囊等软组织慢性炎症粘连，限制肩关节活动，引起肩部疼痛、活动障碍的病症。属中医学"痹证"范畴，又称"五十肩""漏肩风"和"冻结肩"等。主要临床表现为肩关节疼痛和活动受限，急性期疼痛较剧烈，可放射到颈部或上臂，夜间疼痛加重；后期可造成关节粘连，活动受限。常继发于钙化性肌腱炎、粘连性肩峰下滑囊炎、肱二头肌肌腱炎、冈上肌肌腱炎、撞击综合征、肩袖损伤撕裂等。

二、病因病机

中医学认为，此病多因素体禀赋不强，肝肾不足，腠理不密，卫外不固，风寒或风湿之邪乘机外袭内侵，经脉痹阻，气血凝滞不行，"不通则痛"；气血不能濡养经脉，"不荣则痛"。

西医学对其病因尚不甚清楚，可能与下列因素有关：①肩部活动减少；②肩关节损伤，如肩袖撕裂、骨折、脱位，固定时间太长；③组成肩关节囊的结构因退变而产生无菌性炎症、粘连；④相邻滑囊产生炎症粘连。上述因素单独或联合作用，导致肩关节局部粘连。

三、诊断要点

（1）好发年龄在 50 岁左右，女性发病率高于男性，右肩多于左肩，多为慢性发病。

（2）主要表现为前期肩周疼痛，以夜间为甚，常因天气变化及劳累而诱发，肩部怕冷；后期发展为肩关节活动功能障碍。

（3）多数患者在肩关节周围可触到明显的压痛点，多在肱二头肌长头肌腱沟处、肩峰下滑囊、喙突、冈上肌附着点等处。

（4）X 线检查多为阴性，病程久者可见骨质疏松；MRI 检查可以确定肩关节周围结构信号是否正常，是否存在炎症，有助于协助诊断。

四、治疗方法

（一）体位

患者端坐位，充分暴露肩部。

（二）取穴

取局部阿是穴。令患者在针刺前运动患肩，或上举或后旋，找出导致疼痛发作的动作，使患肩维持在最痛的姿势，再找出最痛处即为治疗点。

（三）刺法

局部常规消毒后，选取中粗火针，针身烧至白亮，以稳、准、快的手法刺入痛点 3~5mm（根据患者胖瘦强弱而定），迅速拔出，每次选择 3~5 个最痛点，每 1 个痛点连续点刺 2 针。嘱患者当日针孔处勿沾水，治疗期间忌食生冷，避风寒。每 3 日治疗 1 次，5 次为 1 个疗程。

五、注意事项

肩周炎患者平时可居家自行锻炼，如甩手锻炼：两脚分开站立，甩动手臂，先前后，后左右，甩动幅度由小到大（与身体呈 30~90°），速度由慢到快（每分钟 30~60 次），每次 1~5 分钟；画圆圈运动：两臂分别由前向后，由后向前，呈顺时针或逆时针方向画圆圈，幅度由小到大，达到最大限度为止，每次 50~100 下；爬墙锻炼：患侧手指接触墙壁，手向上移至最高点，然后放下来，反复做 10~12 次。展臂：站立，两脚同肩宽，两臂伸直向两侧抬起（外展）与身体呈 90°，两臂展开后停 5~10 秒钟后缓缓放下，每天做 30~50 次；摸颈：坐位或立位均可，两手交替摸颈的后部，每天2 次，每次 50~100 下。

第四节　肱骨外上髁炎

一、概述

肱骨外上髁炎常因慢性积累性劳损，导致肱骨外上髁腕伸肌腱附着处发生撕裂、出血机化形成纤维组织疾病，以肘部疼痛、关节活动障碍为主要临床表现，其局部反应多有充血、水肿或渗出、粘连等。因早年发现网球运动员易发生此种损伤，故俗称"网球肘"，中医学称为"肘劳"。此病常和从事的工作有关，如砌砖工、抹灰工、裁缝、打字员、网球运动员等较为多见。

二、病因病机

中医学认为，此病多因慢性积累劳损，而致筋脉损伤，经络受阻，气血不通；或感受风寒，外邪闭阻经络，以致气血流动不畅，"不通则痛"；或体质虚弱，气血不足，血不养筋，"不荣则痛"；正如《灵枢·五变》所云："粗理而肉不坚者，善病痹。"

西医学认为，前臂伸肌肌腱在抓握东西（如网球拍）时收缩、紧张，过多使用这些肌肉会造成这些肌肉起点的肌腱变性、退化和撕裂，从而诱发该病。

三、诊断要点

（1）多见于特殊工种或职业，如砖瓦工、网球运动员或有肘部损伤病史者。

（2）临床表现为初始做某一动作时肘外侧疼痛，休息后缓解，后期疼痛转为持续性，做拧衣服、扫地、端壶倒水等动作时疼痛加重，常因疼痛而致前臂无力，握力减弱，甚至持物落地。受冷时疼痛加重，保暖则缓解。

（3）肱骨外上髁处压痛明显，前臂伸肌牵拉试验阳性，即肘、腕、指屈曲，前臂被动旋前并逐渐伸直时，肱骨外上髁部出现疼痛；伸肌群抗阻试验阳性。

（4）X线检查多属阴性，偶见肱骨外上髁处骨质密度增高的钙化阴影，或在其附近可见浅淡的钙化斑。

四、治疗方法

（一）体位

患者端坐位或仰卧位，患侧手腕自然平放于桌面或床边，裸露肘部。

（二）取穴

取局部阿是穴。寻找肱骨外上髁附近压痛最明显点，选取 3~5 个。

（三）刺法

常规消毒，选用中粗火针，施术者靠近针刺部位，将针身烧至白亮，快速垂直刺入已选定部位，进针 1~2mm，深至骨膜，不留针，迅速出针，左手持消毒干棉球速压于针孔。每次选取 3~5 个最痛点，可连续点刺 2~3 下。嘱患者当日针孔处勿沾水，火针治疗期间忌食生冷。每隔 3 日治疗 1 次，5 次为 1 个疗程。1 个疗程后观察疗效。

五、注意事项

肱骨外上髁炎是劳损性疾病，因此患者应注意日常防护，在运动前适当热身，在活动过程中循序渐进；适当采用防护措施，如护腕和护肘；平时多注意肘部休息，避免肌肉过度疲劳；还可配合按摩，如用一手拇指在患侧肱骨外上髁处，适当用力做上、下推揉动作，1 分钟；手掌心放在患侧肘痛处，分别做顺、逆时针的揉动 1 分钟，还可在肘部用手掌上下摩擦 1 分钟，以手部和肘部发热为佳。

第五节　腱鞘炎

一、概述

腱鞘炎是以腱鞘受到外伤或劳损而逐渐肿胀、疼痛为主的常见疾病。此病属于中医学的"筋痹""伤筋"范畴。临床特点为受累肌腱局部活动受限、肿胀疼痛，或向患肢放射，常见有桡骨茎突狭窄性腱鞘炎、手指屈肌腱鞘炎等。主要表现为腕部疼痛，握拳外展时桡骨茎突剧痛，手不能提重物，疼痛向前臂放射；握拳（拇指屈在掌心）尺屈时，患处疼痛剧烈。本病多发于中老年女性和产后2~3个月的女性。

二、病因病机

中医学认为，此病多因手腕部的腱鞘感受风寒湿邪或跌打损伤，伤及经筋，导致气血运行不畅，"不通则痛"；或长时间过度用腕，血不荣筋，"不荣则痛"。

西医学认为，当腕与拇指活动度很大时，肌腱的折角加大，久之会导致局部的滑膜产生炎症，肌腱变粗，纤维鞘管壁也增厚，出现皮下硬结节，使得肌腱不易在鞘管内滑动，产生疼痛等症状。哺乳期及更年期妇女因内分泌的改变，滑膜受累容易引发本病，这是本病好发于女性的主要原因。

三、诊断要点

（1）患者有外伤或慢性劳损史。

（2）临床主要表现为受累肌腱在活动时疼痛、肿胀，伴有活动受限。

（3）查体时可触及结节，肌腱在腱鞘内活动时有摩擦音。沿着肌腱有程度不同的压痛，这种压痛可相当剧烈，使患部因疼痛失去活动能力。桡骨茎突狭窄性腱鞘炎：握拳尺侧偏试验阳性，即拇指屈曲，其余四指握住拇指的状态下，使腕关节尺偏时疼痛加剧；手指屈肌腱鞘炎：指伸屈活动困难，有弹响或交锁现象，大部分患者可于此处触及结节。

（4）影像学检查：X线检查偶可见肌腱及其腱鞘有钙质沉积。

四、治疗方法

（一）体位

患者端坐位或仰卧位，暴露患处局部。

（二）取穴

肿胀结节中央及附近最痛点。

（三）刺法

常规消毒，选用中粗火针，施术者靠近针刺部位，将针身烧至白亮，快速垂直刺入肿胀结节部位，达及病所即可，勿用力过猛伤及骨膜、神经及血管，不留针，出针后用棉球按压针孔，嘱患者活动手腕或拇指，看是否还有弹响和疼痛，再次常规消毒后，针孔处贴上创可贴。每次选取 1~2 处，每处可针刺 1~2 次。嘱患者当日针孔处勿沾水，火针治疗期间忌食生冷。针刺 1 次后观察是否病愈，若仍有症状，可隔 3 日后再次施治。

五、注意事项

腱鞘炎患者最重要的是生活中的日常养护。平时尽量使用温水洗手，可以促进血液循环；可通过用手按摩小臂上的肌肉，舒缓远端的压力，从而缓解疼痛；手腕关节做 360° 的旋转，或将手掌用力握拳再放松，来回多做几次，或将手指或手掌反压几下，都可以有效缓解手部的酸痛；做洗衣、做饭、打扫卫生等家务劳动时，要注意手指、手腕的正确姿势，不要过度弯曲或后伸，提拿物品不要过重；对于长期伏案办公人员来说，应采用正确的工作姿势，尽量让双手平衡，手腕能触及实物，不要悬空。

第六节　腱鞘囊肿

一、概述

腱鞘囊肿是发生于关节部腱鞘内的圆球状囊性肿物，囊内为无色透明或微白色、淡黄色浓稠胶冻样黏液，是由于关节囊、韧带、腱鞘中的结缔组织退变所致的病症，属于中医学"筋瘤""胶瘤"等范畴。好发于腕背、足背、腘窝等处，多数患者无不适感觉，少数有局部压痛、酸痛。本病可发生于任何年龄，但多见于青年及中年，女性多于男性。

二、病因病机

中医学认为，本病多因劳累过度，筋脉受损，气血不通，瘀阻经络而成；或外受寒湿，客居经脉，致使经脉阻滞，气血运行失畅而致郁结，湿浊凝聚于皮下而成。

西医学认为，本病发病原因不明，可能与劳损和慢性外伤有关。多数人认为本病多为关节囊、韧带、腱鞘中结缔组织营养不良、发生退行性变化有关。

三、诊断要点

（1）有外伤史或慢性劳损史。

（2）可发生于任何年龄，以青、中年多见，女性多于男性。

（3）最常见于腕背部，其次多见于腕掌面偏桡侧、指关节的掌侧面、足背动脉附近等处。

（4）多数患者除出现肿物外，无其他不适，少数有局部胀痛。如发生在腕部，则腕力减弱，握物时有挤压痛。囊肿的大小与轻重无直接关系，囊肿小而张力大疼痛多较明显，囊肿大而柔软者多无明显症状。也有囊肿坚如骨质，但仍存在一定弹性。

（5）查体可见肿块大小不等，半球形，光滑，与皮肤无粘连，但附着于深处的组织，活动性较小，有囊性感。

四、治疗方法

（一）体位

患者端坐位，充分暴露囊肿局部。

（二）取穴

囊肿中央。

（三）刺法

将患者病变关节的位置调节至囊内压最高状态，术者左手拇指、食指固定囊肿，常规消毒，选用粗火针，施术者靠近针刺部位，将针身烧至白亮，快速垂直刺入囊肿中央，有落空感即拔出火针，不留针。助手戴无菌手套挤出囊肿内黏液，可配合拔罐，留罐 5~10 分钟后起罐，可见针孔处有黏液及少许血液吸出，常规消毒后，针孔处贴上创可贴。每周治疗 1 次，2 次为 1 个疗程。

五、注意事项

平时注意保护腕关节、足小关节等处，避免过度劳累，特别是在办公室上班，使用电脑频率较高的白领，更要时时注意劳逸结合，休息时多放松手腕足踝关节；日常饮食注意清淡且营养均衡，平时可以适当吃一些青菜或者苹果，也可以多吃含有丰富蛋白质的食物，既能够补充营养，又能够缓解病情；发现手腕或足踝部腱鞘囊肿要及时到医院接受治疗，避免囊肿增大或感染。

第七节　急性腰扭伤

一、概述

急性腰扭伤是腰部肌肉、筋膜、韧带等软组织因外力作用突然受到过度牵拉而引起的急性撕裂伤，多系突然遭受间接外力所致。急性腰扭伤可使腰骶部肌肉的附着点、骨膜、筋膜和韧带等组织撕裂。属于中医学"伤筋"范畴。临床表现为腰部骤然剧烈疼痛，肌肉痉挛，活动受限，仰俯屈伸转侧困难，咳嗽、喷嚏甚至深呼吸时，掣痛尤甚。多见于青壮年。平素缺乏劳动锻炼者，偶然参加劳动也易发生急性腰扭伤。

二、病因病机

中医学认为，本病多因剧烈运动，肢体超限度负重，举抬重物时姿势不当，重心失衡，活动时没有准备而导致牵拉和过度扭转，或不慎跌仆损伤而导致某一部位的皮肉筋脉受损，局部经络不通，经气运行受阻，气血壅滞局部以致"不通则痛"。

西医学认为，上述原因导致腰部肌肉、韧带、筋膜、关节突关节（包括椎间关节突关节、腰骶关节和骶髂关节）的损伤和撕裂，引发疼痛。

三、诊断要点

（1）有腰部扭伤史，多见于青壮年。

（2）临床主要表现为腰部一侧或两侧剧烈疼痛，活动受限，不能翻身、坐立和行走，常保持一定强迫姿势以减少疼痛，腰部活动、咳嗽、打喷嚏甚至深呼吸时疼痛加剧，轻者伤时疼痛不明显，数小时后症状加重。

（3）查体可在腰部触及条索状硬物，损伤部位有明显压痛点，腰部僵硬，脊柱生理弧度改变。部分患者有下肢牵涉性痛，直腿抬高试验阳性，但加强试验则为阴性。

（4）X线检查，轻者一般无异常表现，严重者可见腰椎生理前突消失或有轻度侧曲。棘上、棘间韧带断裂者，侧位片表现棘突间距离增大或合并棘突，关节突骨折。

四、治疗方法

（一）体位

嘱患者俯卧位，充分暴露施术部位。

（二）取穴

取阿是穴、十七椎，及三焦俞、肾俞、气海俞、大肠俞、关元俞、小肠俞、膀胱俞为主的腰部足太阳膀胱经穴。（图 5-7-1）

（三）刺法

穴位常规消毒，选用粗火针，施术者靠近针刺部位，将针身烧至白亮，快速垂直刺入已选定穴位，进针2~3mm，不留针，迅速出针，左手持消毒干棉球速压于针孔。每次选取

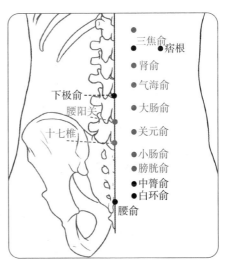

图 5-7-1　十七椎、三焦俞、肾俞、气海俞、大肠俞、关元俞、小肠俞、膀胱俞

2~3 穴，每穴可刺 2~3 下。嘱患者当日针孔处勿沾水，火针治疗期间忌食生冷。隔日 1 次，3 次为 1 个疗程。

五、注意事项

腰扭伤急性期最应注意休息，在硬板床上加 1 个 10cm 厚的棉垫，保持自由体位，以不痛或疼痛减轻为宜，卧床一般应坚持 3~7 日，保证损伤组织充分修复，以免遗留腰痛。在扭伤后的 24 小时内冷敷，24 小时后热敷，热敷时注意不要温度太高，也不要时间太长，一般每日 2~3 次，每次 30 分钟即可。平日在工作和劳动中，要保持正确姿势，某种固定姿势不宜过久，在参加重体力劳动和剧烈运动前应先活动腰部，使肌肉放松，可防止扭伤；从事搬抬重物时，可用宽腰带围束腰部以保护腰肌。

第八节 慢性腰肌劳损

一、概述

慢性腰肌劳损，主要是指腰骶部肌肉、筋膜、韧带等软组织的慢性疲劳性损伤，导致局部无菌性炎症，从而引起腰骶部一侧或两侧的弥漫性疼痛，以腰部板硬、腰痛甚则牵及臀部及大腿上部为特征，是慢性腰腿痛中常见的疾病之一。临床表现为初起时腰部感到酸痛重着，转侧不利，休息后减轻，但易反复发作；时久则渐加重，遇劳则痛，休息后亦不减轻，遇阴雨天，病势可加重，腰功能部分受限。此病多见于伏案工作的中年人，又少运动者；亦可见长期从事体力劳动者。

二、病因病机

中医学认为，本病多因腰部长期负重劳累或姿势不当，而令经脉不通，气血运行受阻，"不通则痛"；腰为肾之府，肾虚则外府不荣，所谓"不荣则痛"；或外受六淫之邪，动筋伤络，邪气阻滞，腰失荣养；或因急性腰扭伤未及时治疗，而致腰痛。

西医学认为，慢性腰肌劳损是一种积累性损伤，主要由于腰部肌肉疲劳过度，如长时间的弯腰工作，或习惯性姿势不良，或长时间处于某一固定体位，致使肌肉、筋膜及韧带持续牵拉，使肌肉内的压力增加，血供受阻，继而产生大量乳酸，加之代谢产物得不到及时清除，积聚过多，而引起炎症、粘连。如此反复，日久即可导致组织变性，增厚及挛缩，并刺激相应的神经而引起慢性腰痛。

三、诊断要点

（1）有腰部感受外邪、外伤、劳损等病史。

（2）主要表现为一侧或两侧腰痛，或伴下肢疼痛，长期反复发作，呈钝性胀痛或酸痛不适。休息、适当活动或经常改变体位姿势可使症状减轻。劳累、阴雨天气、受风寒湿影响则症状加重。

（3）查体可见脊柱外观正常，活动一般不受影响，急性发作时可有腰部活动受限。压痛广泛，腰背肌轻度紧张，常在一侧或两侧骶棘肌、髂骶后部及横突处有压痛。神经系统检查多正常，直腿抬高试验多接近正常。

（4）需排除腰椎骨折、肿瘤、结核等腰椎骨本身的病变；需排除内脏器质性病变引起的腰腿痛，如肾盂肾炎、肾结石、盆腔炎、子宫肌瘤、胰腺癌等。

（5）X线检查一般无明显异常，部分患者可见脊柱生理曲度改变，腰椎滑移，骨质增生等。

四、治疗方法

（一）体位

患者俯卧位，充分暴露施术部位。

（二）取穴

主穴取腰部阿是穴、双侧肾俞、大肠俞、环跳，配穴可酌取腰阳关、腰夹脊。（图 5-8-1~ 图 5-8-3）

此外，还可以直接将针刺至慢性软组织损伤形成的硬结、条索状物处，深达发生粘连变性的筋结部位。

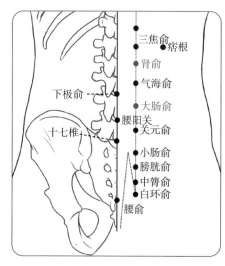

图 5-8-1　肾俞、大肠俞

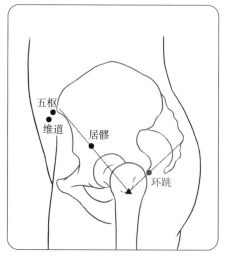

图 5-8-2　环跳

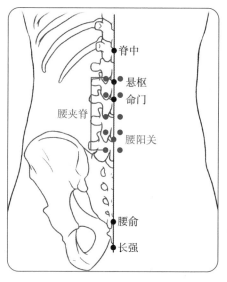

图 5-8-3　腰阳关、腰夹脊

（三）刺法

穴位常规消毒，选用中粗火针，施术者靠近针刺部位，将针身烧至白亮，快速垂直刺入已选定部位，进针 2~5mm，不留针，迅速出针，左手持消毒干棉球速压于针孔。每次选取 5~8 穴，每穴可刺 2~3 下。环跳穴可用2 寸针灸针深刺，使麻感或触电感下窜至足部，但针感不可过于强烈。嘱患者当日针孔处勿沾水，火针治疗期间忌食生冷。每周治疗 2 次，共治疗 3 周。

五、注意事项

日常生活中如何预防并缓解腰肌劳损呢？首先，我们可以加强腰背肌的锻炼，例如小燕飞，就是锻炼腰肌的好办法。其次，腰肌劳损主要原因是姿势性腰痛，如果想要轻松起来一定要纠正姿势：站要站直，坐要坐正、睡觉也要睡平。再次，日常运动锻炼前，一定要进行准备活动，减少损伤的可能性。最后，女性尽量少穿高跟鞋，因为穿上高跟鞋后，人体需要承受更多压力，所以容易出现腰肌劳损；平时还应注意腰部保暖，避免引发或加重腰部疼痛。

第九节　腰椎间盘突出症

一、概述

腰椎间盘突出症是临床上较为常见的腰部疾患之一，是骨伤科的常见病、多发病，为纤维环破裂后髓核突出压迫神经根造成以腰腿痛为主要表现的疾病。病理机制主要是腰椎间盘各部分（髓核、纤维环及软骨板），尤其是髓核有不同程度的退行性改变后，在外界因素的作用下，椎间盘的纤维环破裂髓核组织从破裂之处突出（或脱出）于后方或椎管内，导致相邻的组织，如脊神经根脊髓等遭受刺激或压迫，从而产生腰部疼痛，一侧下肢或双下肢麻木疼痛等一系列临床症状。腰椎间盘突出症好发于 25~40 岁青壮年，男性较女性多见，男女之比为 2：1，其发生率约为颈椎间盘突出症的十分之一。中医把腰椎间盘突出症统归于"腰痛""腰腿痛"这一范畴内。

二、病因病机

中医学认为，此病多因腰部遭受外伤，经久不愈，气滞血瘀，经络阻滞，不通则痛；或风寒湿邪流注经络，阻滞经脉，致气血运行不畅所致；或素体虚弱，肝肾不足，筋骨不健，气血运化乏力而致疼痛。

西医学认为，腰椎间盘的退行性改变是基本因素，长期反复的外力造成轻微损害，加重了退变的程度；一些诱因如：增加腹压、腰姿不正、突然负重、妊娠、受寒和受潮等，可诱发椎间隙压力突然升高进而导致本病；同时，椎间盘自身解剖存在弱点，在成年之后逐渐缺乏血液循环，修复能力差。在上述因素作用的基础上，某种可导致椎间盘所承受压力突然升高的诱发因素，即可能使弹性较差的髓核穿过已变得不太坚韧的纤维环，造成髓核突出。

三、诊断要点

（1）常有腰部扭伤病史，多数患者有反复腰痛发作史。

（2）临床主要表现为腰部疼痛，疼痛程度轻重不一，严重者可影响翻身和坐立。一般休息后症状减轻，咳嗽、喷嚏或大便时用力，均可使疼痛加剧。随着疾病发展可出现腿部不适或疼痛等。

（3）体格检查多见腰部畸形，腰椎功能受限，腰椎间隙旁压叩痛伴放射痛，皮肤感觉减退或麻木，肌力减弱，直腿抬高试验及直腿抬高加强试验阳性。

（4）X 线摄片侧位片显示腰椎生理前突减少、消失或后突，椎间隙前后等宽，后宽前窄或前后径均变窄，椎体后缘唇样增生等。正位片显示腰椎侧弯，弯度最大点常与突出间隙相一致。脊髓造影提示硬膜囊受压和神经根受压征象。CT 直接征象为向椎管内呈丘状突起的椎间盘阴影，或为软组织肿块影；硬膜囊压变形或移位，椎间盘与硬膜囊之间的脂肪组织层不对称或消失。神经根增粗，受压或淹没；继发征象如黄韧带肥厚，椎体后缘骨质增生，小关节增生，侧隐窝狭窄，椎板增厚，中央椎管狭窄等。

四、治疗方法

（一）体位

患者俯卧位，充分暴露施术部位。

（二）取穴

循经辨证取穴，按疼痛症状循经辨证分为足太阳膀胱经型：腰痛及疼痛沿大腿后面、腘窝、小腿后面至足跟部；足少阳胆经型：腰痛及疼痛从臀部沿大腿外侧、小腿外侧至足背外侧部。

足太阳膀胱经型选穴：夹脊穴（双）（CT 定位的突出腰椎间盘相应及

上、下华佗夹脊穴）、阿是穴、大肠俞、秩边、殷门、承扶、委中、承山、昆仑。（图 5-9-1~图 5-9-5）

　　足少阳胆经型选穴：夹脊穴双（CT 定位的突出腰椎间盘相应及上、下华佗夹脊穴）、阿是穴、环跳、阳陵泉、悬钟、丘墟、太冲穴。（图 5-9-6~图 5-9-8）

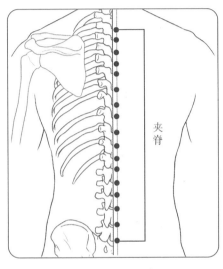

图 5-9-1　夹脊

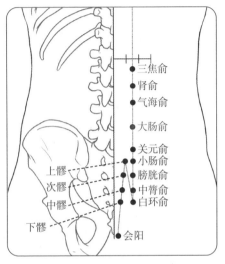

图 5-9-2　大肠俞

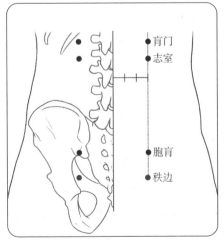

图 5-9-3　秩边

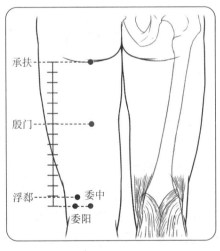

图 5-9-4　承扶、殷门、委中

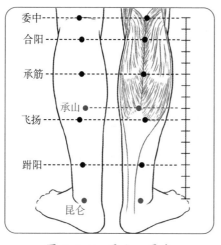

图 5-9-5　承山、昆仑

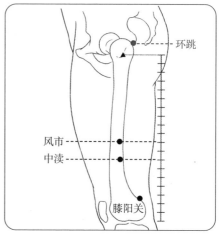

图 5-9-6　环跳

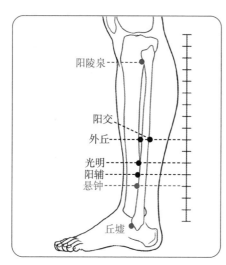

图 5-9-7　阳陵泉、悬钟、丘墟

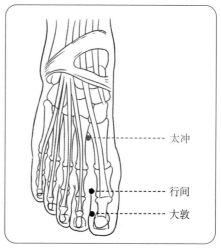

图 5-9-8　太冲

（三）刺法

穴位常规消毒，选用中粗火针，施术者靠近针刺部位，将针身烧至白亮，快速垂直刺入腰部穴位，进针 2～5mm，不留针，迅速出针，左手持消毒干棉球速压于针孔。寻找最痛点或在疼痛部位附近寻找血管努张或弯曲的部位，火针点刺放血，视血量多少可辅助拔火罐，令瘀血（黑血）尽出。

腿部穴位可采用 32 号不锈钢 1 寸长毫针，用酒精灯烧至通红，扎针时严格按照由上至下顺序进行，针刺环跳、秩边穴时针感要求向下扩散到脚，委中穴时有少量血液排出，依次再针刺阳陵泉、承山或悬钟穴，每个穴位不留针，时间大约 0.5 秒，嘱患者当日针孔处勿沾水，火针治疗期间忌食生冷。隔日治疗 1 次，5 次为 1 个疗程。

五、注意事项

日常生活中，要想预防腰椎间盘突出症，总的原则是尽可能避免或减少弯腰，减少负重，避免久坐久站。平时拖地、扫地或者用吸尘器吸地等劳动要小心，尽量保持身体直立；从地上捡东西时最好保持腰部以上身体直立的姿势先蹲下，不要直接大幅度弯腰去捡；不要长时间保持一个姿势，工作一段时间后稍做运动，以缓解腰部肌肉的紧张；避免寒冷、潮湿的居住和工作环境，在寒热交接的季节注意及时增减衣物，注意腰部保暖。

若已有腰椎间盘突出症的患者，可居家进行锻炼。具体方法：①卧床，脚尖往回勾，腿伸直向上抬至最高并坚持 5 秒钟，然后慢慢放下，循环 10 次，左右腿交换做；②扶物下蹲法：手扶固定物，身体直立，双足分开，下蹲后再起立，动作反复。每日两次，分 3~4 次进行。这也是腰椎间盘突出的护理措施之一。

第十节　梨状肌综合征

一、概述

梨状肌综合征是由梨状肌损伤引起，以骶髂关节区疼痛，坐骨切迹和梨状肌疼痛，痛感放射到大腿后外侧，并引起行走困难、跛行为主要表现的综合征，是引起急慢性坐骨神经痛的常见疾病。部分病例仅有过劳或夜间受凉，而产生臀疼痛，小腿外侧及后侧麻木、抽痛，或腓总神经麻痹等症状和体征。某些妇女由于盆腔炎、卵巢或附件炎等波及梨状肌，也可引起梨状肌综合征。

二、病因病机

中医学认为，骶尻部为足少阳、足太阳经筋所络，本病多由闪挫损伤，或感受风寒湿邪，以致气血瘀滞，经气阻滞，气血运行不畅，不通则痛。

西医学认为，由于间接外力，如闪、扭、下蹲、跨越等，使梨状肌受到损伤，发生充血、水肿、粘连、瘢痕和挛缩；或注射药物使梨状肌变性、纤维挛缩；或髋臼后上部骨折移位、骨痂过大均可使坐骨神经在梨状肌处受压。此外，少数患者因坐骨神经出骨盆时行径变异，穿行于梨状肌内，但髋外旋时肌强力收缩，可使坐骨神经受到过大压力，长此以往产生坐骨神经慢性损伤。

三、诊断要点

（1）患者多有闪挫或蹲位负重起立损伤史。

（2）临床主要表现为患侧臀部深层呈牵拉样、刀割样疼痛，且有紧缩感，可沿坐骨神经分布区出现下肢放射痛，偶有小腿外侧麻木，会阴区下坠不适。严重时不能行走或行走一段距离后疼痛剧烈，需休息片刻后才能继续行走。髋关节外展、外旋活动受限。大小便、咳嗽、打喷嚏时因腹压增加而使患侧肢体的窜痛感加重。

（3）体格检查腰部一般无压痛，臀部压痛明显，尤以梨状肌部位为甚，可伴有放射痛，部分患者出现肌肉萎缩，触诊可触及弥漫性钝厚、呈条索状或梨状肌束局部变硬等。髋内、外旋受限，疼痛加剧。直腿抬高60°内可致疼痛，超过60°疼痛反而减轻。梨状肌紧张试验阳性，具体方法为使患者仰卧位于检查床上，将患肢伸直，做内收内旋动作，如坐骨神经有放射性疼痛，再迅速将患肢外展外旋，疼痛随即缓解，即为梨状肌紧张试验阳性。

（4）辅助检查多无异常表现，可除外髋部骨性病变。

四、治疗方法

（一）体位

患者侧卧位或俯卧位，充分暴露施术部位。

（二）取穴

取臀部和坐骨神经循行部位及腘窝处压痛点，配合环跳、居髎、承扶、殷门、阳陵泉、委中、悬钟、昆仑、太冲等穴。（图5-10-1~图5-10-5）

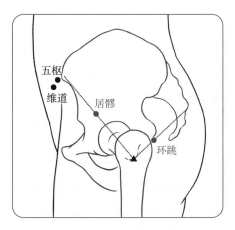

图5-10-1 居髎、环跳

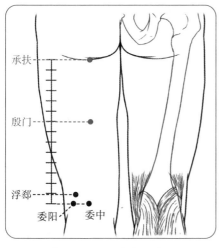

图 5-10-2　承扶、殷门

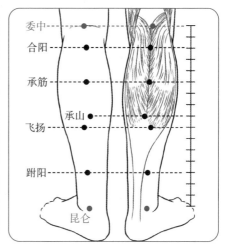

图 5-10-3　委中、昆仑

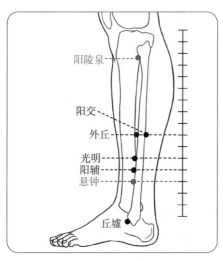

图 5-10-4　阳陵泉、悬钟

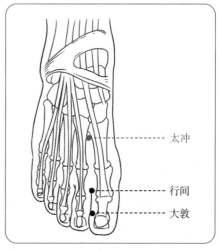

图 5-10-5　太冲

（三）刺法

穴位常规消毒，选用中粗火针，施术者靠近针刺部位，将针身烧至白亮，快速垂直刺入臀部附近穴位，进针 3~5mm，不留针，迅速出针，左手持消毒干棉球速压于针孔。

上述治疗结束后，臀部及腿部穴位可采 32 号不锈钢 2 寸长毫针，在酒精灯上烧至针体通红至白亮时，对准穴位，快速刺入，迅速出针。出针后用闪火拔罐法在火针穴位点用大小合适的火罐吸拔，留罐 5~10 分钟起罐，再用碘伏消毒火针部位。隔日治疗 1 次，5 次为 1 个疗程。

五、注意事项

久坐不动、劳损后着凉的人群易患梨状肌综合征，重复性运动使梨状肌出现疲劳也会刺激和压迫坐骨神经出现症状。因此，在日常生活中患者应注意局部保暖，避免寒冷刺激加重疼痛，避免劳累与再次受到外伤等不利因素。

居家时可利用泡沫滚轴放松臀部周围肌肉，滚压 2 分钟为 1 组，进行 3~4 组。也可以用一颗网球放在臀部处进行滚压，当滚压到痛点处时，可以停留 30 秒，再继续滚压，放松痉挛痛点。还可进行梨状肌牵拉训练，仰卧位时健侧腿屈髋屈膝 90°，疼痛侧越过健侧膝盖，上肢伸直分别沿大腿外侧至大腿后侧双手交叉进行持续性牵伸，每次 1 分钟，每日 2 次，可以起到拉伸放松的效果。

第十一节　膝骨性关节炎

一、概述

膝骨性关节炎是一种以关节软骨的变性、破坏及骨质增生为特征的慢性关节病，主要表现为膝关节疼痛、肿胀、活动受限。后期骨端变形，关节面凹凸不平，关节内软骨剥落，骨质碎裂进入关节，形成关节内游离体。本病在中年以后多发，故又称老年性骨关节炎，女性发病多于男性。

二、病因病机

中医学认为，本病多因禀赋不强，素体虚弱，气血亏损，筋脉失养；或风、寒、湿邪内侵致筋脉不通、气血瘀滞而不能濡养；或肝肾阴虚，肝主筋，肾主骨，阴虚则筋骨失养，关节不利。

西医学认为，本病一般由膝关节退行性病变、外伤、过度劳累等因素引起，此外，体重过重、不正确的走路姿势、长时间下蹲、膝关节的受凉受寒也是导致膝关节炎的原因。

三、诊断要点

（1）可无明显病史，也可有慢性劳损或外伤病史。

（2）临床主要表现为膝关节疼痛，可广泛或局限于髌骨、膝关节后方、股骨远端、胫骨近端等部位；关节开始活动时疼痛，活动后减轻，负重和活动多时加重；早晨或久坐后出现关节僵硬，活动后可缓解；关节乏力、关节不稳、关节绞索等关节功能受限。

（3）体格检查可见膝关节广泛压痛，伴关节肿大或者屈曲挛缩甚至僵直，可有关节摩擦音，严重者可见局部肌肉萎缩或畸形。髌骨软骨摩擦试验、登阶试验、浮髌试验等可为阳性。

（4）膝关节 X 线检查可见关节间隙狭窄、髁间棘增生、关节边缘骨赘、关节面下骨板硬化、关节内游离体形成等。

四、治疗方法

（一）体位

患者仰卧位或坐位，充分暴露施术部位。

（二）取穴

局部取穴鹤顶、内膝眼、犊鼻、血海、梁丘、阴陵泉、阳陵泉、膝阳关、阿是穴，远端取穴肝俞、太冲、肾俞、三阴交。（图 5-11-1~ 图 5-11-6）

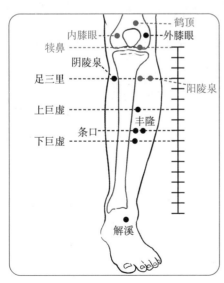

图 5-11-1　鹤顶、内膝眼、犊鼻、阳陵泉

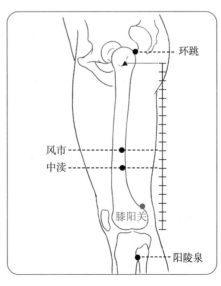

图 5-11-2　膝阳关

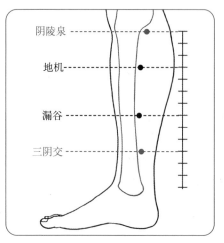

图 5-11-3　三阴交、阴陵泉

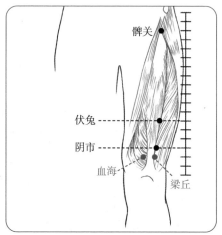

图 5-11-4　梁丘、血海

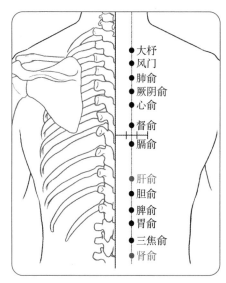

图 5-11-5　肝俞、肾俞

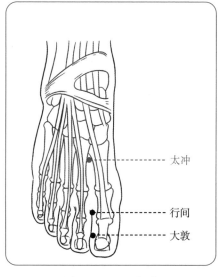

图 5-11-6　太冲

（三）刺法

　　患者关节皮肤常规消毒后，以火针置酒精灯上烧红后，快速刺入患膝关节上述穴位皮肤 3~5mm，不留针，迅速出针，如此反复操作。然后可以小口径火罐加拔于火针针刺的部位，留罐 5~10 分钟，吸出血液少量。每次选取 3~5 处，每处可针刺 2~3 次。嘱患者当日针孔处勿沾水，火针治疗期间忌食生冷。隔日 1 次，2 周为 1 个疗程。

五、注意事项

膝骨性关节炎患者应特别注意膝部保暖，避免长时间跑、跳、蹲，减少或避免爬楼梯、爬山等活动，因为爬山、爬楼梯会对膝盖前方的髌骨产生很大的压力，特别是下山或下楼梯时的压力又比向上爬的压力高出2~3倍；同时还应少提重物，避免使关节负荷过大而加重病情。在饮食方面，应多吃含蛋白质、钙质、胶原蛋白的食物，如牛奶、鸡爪、猪蹄、牛蹄筋等。这些食物既能补充蛋白质、钙质，防止骨质疏松，又能生长软骨及关节的润滑液。

本病患者在避免关节过度疲劳的同时，又要进行适当的锻炼，这不仅能缓解关节疼痛，还能防止病情进展。如散步、游泳等是较好的运动，既不增加膝关节的负重能力，又能让膝关节四周的肌肉和韧带得到锻炼。另外，坐位踢腿、仰卧起坐、俯卧撑、桥形拱身，以及仰卧床上把两腿抬起放下的反复练习、模仿蹬自行车等，都是很好的锻炼方式。

第十二节 跟痛症

一、概述

跟痛症是足跟部周围疼痛疾病的总称，临床主要表现为足跟疼痛剧烈，痛如针刺，早晨起床后站立或行走疼痛加重；或足跟隐痛，时痛时止，行走过久或劳累后加重，局部喜热恶寒，休息后减轻。此病常见于足跟骨骨刺、跟骨结节滑囊炎、跟骨脂肪垫萎缩变性、跖筋膜劳损等，多见于运动员、40~60岁的中老年及肥胖之人，女性发病率高于男性。

二、病因病机

中医学认为，此病多因肝肾不足，"肝主筋""肾主骨"，肝肾虚，则不能濡养筋脉与骨，骨软筋弛，若足跟负重过大则导致疼痛；或感受风寒湿邪，寒凝筋脉，经络痹阻，不通则痛。

西医学认为，跟痛症多由跖腱膜炎、跟腱周围炎、跟后滑囊炎、跟骨骨刺及跟骨下脂肪垫炎等引起，发病多与慢性炎症及劳损有关。

三、诊断要点

（1）多数患者无外伤史，或有跟部反复损伤史，无明显诱因。

（2）临床主要表现为足后跟处疼痛、肿胀、压痛，足尖部着地无力，足跖屈抗阻力减弱。具体分型症状如下：跟后滑囊炎多表现为跟腱周围疼痛，疼痛与天气变化有关；跖腱膜炎表现为跖腱膜起点疼痛，活动后加重；跟骨下滑囊炎、跟骨脂肪垫炎表现为跟骨下方疼痛；跟骨高压症表现为足跟部疼痛、胀痛、休息痛，活动后稍减轻，活动多后疼痛加重，定位不明确，患者表述不清；肾虚型跟痛症表现为站立或行走时双侧足跟部酸痛乏力，但局部无明显压痛。

（3）体征检查可见足跟部广泛或局限压痛，或可见跟骨后上方有软骨样隆起。表面皮肤或增厚，皮色略红，肿块触之有囊性感及压痛。

（4）跟后滑囊炎的 X 线片检查多无异常发现，部分患者踝关节侧位片上可见在后方的透亮三角区模糊和消失；跖腱膜炎的 X 线片可提示足底腱膜跟骨附着处可有钙化现象，其形状类似跟骨棘，但足底腱膜的钙化显得平而小，不如跟骨棘突向皮下。跟骨下滑囊炎、跟骨脂肪垫炎、跟骨高压症的 X 线检查无明显异常表现。

四、治疗方法

（一）体位

患者俯卧位，下肢正常平放，足底面朝上；或膝关节屈曲 90°，足底朝上，助手固定患者小腿及足前部。

（二）取穴

医者以拇指在患侧足跟部做深部触压，寻找压痛最明显处作为治疗点。可配合太溪、昆仑、申脉、涌泉等穴。（图 5-12-1~ 图 5-12-3）

（三）刺法

以碘伏常规消毒，选取中细火针，用酒精灯将针尖至针身 2~3cm 范围内烧红发亮后对准治疗点快速刺入病灶，针深直达骨膜，并迅速出针，每次可选取 3~5 点，每个点每次针 3 针。可在针刺局部配合拔罐，以拔出少许血液为宜。伤口以创可贴贴敷，2 日内勿碰水。隔 5 日治疗 1 次，3 次为 1 个疗程。

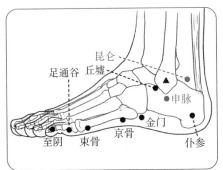

图 5-12-1　昆仑、申脉

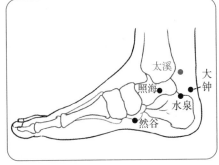

图 5-12-2　太溪

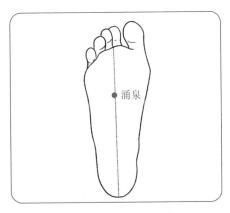

图 5-12-3　涌泉

五、注意事项

　　得了足跟痛后，急性期应尽量减少走路及其他加重疼痛的活动，以避免病变部位受到刺激而加重病情；不要长时间站立或者运动，要给脚跟部缓解疲劳的时间；穿鞋时应选择宽大、柔软的鞋子，比如质地较好的旅游鞋，最好不要穿皮鞋，也可用软垫垫高足跟，减轻自身体重对脚后跟产生的压力；除此之外也要控制自身体重，坚持足部锻炼，以增强肌肉韧带的力量和弹力；若局部为炎症刺激，出现红肿热痛时，应避免用热水泡脚，以免加重病情。

第十三节　陈旧性踝关节扭伤

一、概述

踝关节扭伤是临床常见的疾病，在关节及韧带损伤中是发病率最高的疾病。陈旧性踝关节扭伤，是指踝关节扭伤后，由于治疗不及时或治疗不彻底，而产生关节内瘀血或积液反复发生，疼痛反复发作为特征的疾病。临床表现为曾有踝部外伤史，局部肿胀，疼痛持续，有压痛，皮色不变，受风寒或劳累后加重。

二、病因病机

中医学认为，此病多因外伤后未完全愈合，经络未恢复畅通，气血不能给关节充足的濡养，而反复发作；亦或瘀血未完全排出，沉积凝聚，而留隐患。

西医学认为，踝关节扭伤与关节本身解剖弱点有关。踝关节由胫骨腓骨远端和距骨构成。距骨的鞍形关节面前宽后窄，背伸时较宽处进入踝穴，跖屈时较窄部进入踝穴，所以踝关节在跖屈位稍松动，其解剖和生理特点决定踝关节在跖屈时比较容易发生内翻外翻扭伤。若不及时治疗，拖延日久则会形成陈旧性损伤。

三、诊断要点

（1）患者有急性或慢性踝关节扭伤史。

（2）陈旧性踝关节扭伤多表现为行走不平地面时的恐惧感或不稳定感，长时间行走时关节的酸痛及酸胀感，以及踝关节活动受限，可有局部压痛点和皮下瘀斑，活动踝关节疼痛加重。抽屉试验阳性，具体操作为一手握住踝关节上端向后推，同时另一手握住足跟向前拉，检查是否活动范围变大（和未受伤一侧比较），若范围变大则为阳性；内翻应力试验阳性。

（3）在加压情况下的极度内翻位行踝关节正位 X 线拍片，可见外侧关节间隙显著增宽，或在侧位片上若见距骨向前半脱位，多为外侧副韧带完全损伤。可进行 MRI 检查，进一步确定韧带损伤的情况，并知晓关节囊及关节软骨损伤的情况。

四、治疗方法

（一）体位

患者仰卧位，充分暴露踝部。

（二）取穴

在足踝部仔细按压，寻找明显压痛点作为治疗点；可配合阳陵泉、悬钟、昆仑、解溪、丘墟、申脉等穴。（图 5-13-1~ 图 5-13-3 ）

（三）刺法

针刺部位常规消毒，选取中细火针，用酒精灯将针尖至针身 2~3cm 范围内烧红发亮后对准治疗点快速刺入病灶，进针 2~3mm，不留针，迅速出针，每次可选取 3~5 点，每个点每次针 2~3 针。可在针刺局部配合拔罐，以拔出少许血液为宜。2 日内勿碰水。每周治疗 1~2 次，5 次为 1 个疗程。

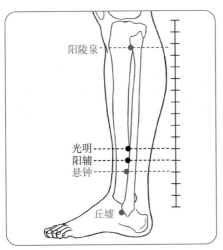

图 5-13-1　阳陵泉、悬钟、丘墟

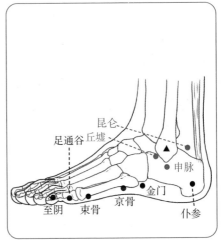

图 5-13-2　昆仑、丘墟、申脉

第五章　火针治疗骨伤科疾病

191

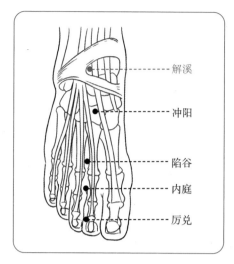

图 5-13-3　解溪

五、注意事项

对于陈旧性踝关节损伤，在生活和学习中要注意科学运动，在运动前应进行必要的热身活动；选择鞋底柔软并且防滑的高帮鞋，少穿高跟鞋，鞋子大小应合适，不要让踝关节过度疲劳，尤其是短时间内承受过大负荷，避免再次损伤。除此之外，还要嘱咐患者在平时加强踝关节活动度和周围肌肉力量的锻炼，如每天多次对踝关节进行无负重情况下的关节活动度训练、患侧踝关节单腿站立、脚尖脚跟交替接触地面、利用弹力绷带对踝关节进行背屈和跖屈的抗阻力训练等。

第六章
火针治疗五官科疾病

第一节　复发性口腔溃疡

一、概述

复发性口腔溃疡，是一种原因不明的反复发作的孤立的圆形或椭圆形溃疡，是口腔黏膜疾病中最常见的溃疡性疾病，具有周期性、复发性、自限性的规律。临床表现为口腔黏膜反复出现小溃疡，常发于唇、舌边缘、舌尖、舌腹及颊黏膜。初起多为小丘疹，为圆形，破溃后，周边红，中央黄白，稍凹陷，单个或多个，自觉灼痛，反复发作，愈后无疤，本病好发于青壮年，以女性多见。

二、病因病机

中医学认为，本病多因七情不调，思虑过度，令心脾生热，壅久化火，上冲口舌；或平素饮食不节，过食肥甘、辛辣之品及酒酪，令湿热内蕴，上炎熏蒸；亦或素体阴虚，"阴虚生内热"致虚火上炎，久则肌膜受伤而致口疮；或外感燥、火两邪，燥邪干涩，易伤津液，火为阳邪，其性炎上，津伤火灼，口疮乃发。总之，本病乃由多种原因所致的虚实之火循经上炎于口舌，导致经络壅滞，局部失养而致。

西医学认为，复发性口腔溃疡首先与免疫有着很密切的关系，有的患者表现为免疫缺陷或自身免疫反应。其次与遗传、消化系统疾病如胃溃疡等有关。另外，偏食、消化不良、发热、睡眠不足、过度疲劳、工作压力大、月经周期的改变等也可导致本病。

三、诊断要点

（1）起病较快，一般 10 日左右自愈，若此伏彼起，则病程延长。愈后常易复发。

（2）临床主要以口腔黏膜出现单个或数个直径 2~5mm 的溃疡、灼热疼痛为主要症状。

（3）口腔检查可见口腔黏膜表浅溃疡，溃疡呈圆形或椭圆形，直径一般小于 5mm，表面微凹，覆盖一层淡黄色纤维素膜，周围明显充血红晕，溃疡基底柔软，无硬结，愈后不留瘢痕。

（4）无特异性辅助检查，若溃疡面大而经久不愈合，可做病理活检，以明确诊断。

四、治疗方法

（一）体位

嘱患者取仰卧位，张口位，充分暴露施术部位。

（二）取穴

阿是穴：溃疡面。

（三）刺法

生理盐水漱口消毒，选用细火针，将针身烧至白亮，快速刺入溃疡面局部，进针 1~2mm，不留针，迅速出针，出针不压针孔，嘱患者当日针孔处尽量少沾水，火针治疗期间忌食生冷。3 日治疗 1 次，3 次为 1 个疗程。

五、注意事项

复发性口腔溃疡患者应注意平时的口腔卫生，选择软毛牙刷及合适的、性质温和的牙膏，避免损伤口腔黏膜；本病多与自身免疫力有关，因此平时生活要有规律，保证每天 7~8 小时睡眠，避免过度劳累，不熬夜，保持心情舒畅。饮食方面，要少吃坚硬、油炸、辛辣及燥火的食物，如辣椒、大蒜、羊肉等；保证 B 族维生素的摄入，可每日补充复合维生素 B 族药物；保证优质蛋白质的摄入，如瘦肉、奶类、鸡蛋及豆制品等；多吃新鲜蔬菜，如番茄、茄子、胡萝卜、菠菜等。

第二节　过敏性鼻炎

一、概述

过敏性鼻炎，是机体由于对外界某些特异性过敏原敏感性增高，以突然和反复发作鼻塞、鼻痒、鼻流清涕、喷嚏连打如狂为主症的疾病。具有反复发作、迁延难愈的特点，又称变态反应型鼻炎，为五官科常见疾病。

本病属于中医学"鼻鼽"范畴。

二、病因病机

中医学认为，此病多因禀赋不强，卫外不固，风邪乘虚而入，邪克皮毛，肺失宣降，津液内停鼻窍，鼻窍不利而发病，久则络脉瘀滞，肺气更加不宣；亦或脾肾阳虚，令肺失温煦，而受外邪而引发本病。

西医学认为，本病患者具有特异性体质，与遗传关系密切；且由于机体对某些反应原敏感性增高而发病，主要表现为Ⅰ型超敏反应。

三、诊断要点

（1）有过敏性体质或变态反应疾病史。

（2）临床主要表现为突然发病，或清晨醒来即可发生鼻腔发痒，随之胀闷，喷嚏频作，鼻塞，流大量清涕；但很快症状消失，一切如常。可伴有头痛、头晕、畏寒怕冷及眼痒、结膜充血等眼部症状。

（3）鼻腔检查：发作期鼻腔黏膜水肿，呈淡白色或灰白色，双下甲水肿，鼻腔有大量水样分泌物。

（4）变应原皮肤点刺试验阳性，血清特异性 IgE 阳性，必要时可行鼻激发试验。

四、治疗方法

（一）体位

患者仰卧位或坐位，充分暴露施术部位。

（二）取穴

主穴取迎香、上迎香、印堂、上星、合谷。若风寒可配列缺、风池，风热可配曲池、外关，气虚可配肺俞、足三里等。（图6-2-1~图6-2-6）

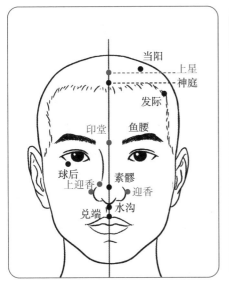

图 6-2-1 迎香、上迎香、印堂、
上星

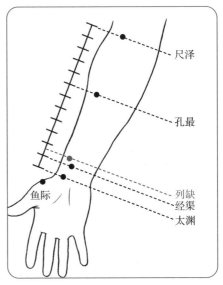

图 6-2-2 列缺

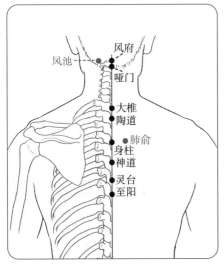

图 6-2-3 风池、肺俞

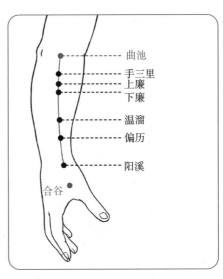

图 6-2-4 曲池、合谷

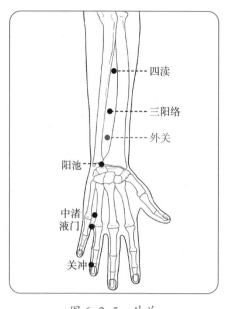

图 6-2-5　外关

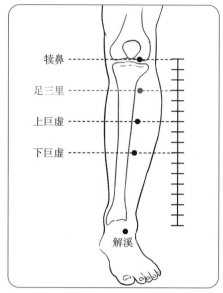

图 6-2-6　足三里

（三）刺法

针刺部位常规消毒，选取细火针，将针身烧至白亮，垂直快速刺入鼻周主穴，刺入 1~2mm，不留针，迅速出针，后续可配合毫针针刺。迎香穴宜斜向上透刺上迎香穴。嘱患者当日针孔处尽量少沾水，火针治疗期间忌食生冷。隔日治疗 1 次，5 次为 1 个疗程。

五、注意事项

如何减少过敏性鼻炎的发病次数并改善症状呢？我们可以做到以下几点：第一，避免接触过敏原。很多患者接触花粉、粉尘、动物皮毛等会诱发鼻炎，因此可通过佩戴口罩、室内做好通风工作等措施预防。第二，饮食方面要避免吃寒凉生冷等刺激性较强的食物，多食用温和补益肺气的，像常见的白萝卜、银耳、梨子等。此外，要多吃含维生素 C 及维生素 A 的食物，如菠菜、白菜、白萝卜等，以提高免疫力。第三，勤清洗生活用品，多晾晒，多拍打，保持干燥。

当鼻痒流涕等鼻炎症状出现时，我们可以用生理盐水或无菌纯水清洗鼻腔，还可以上下按摩鼻子，按压鼻翼旁边的迎香穴，一定程度上能促进血液循环，有助于鼻部血管收缩，减少局部瘀血，对缓解鼻炎症状有好处。

第三节 咽喉肿痛

一、概述

咽喉肿痛是上呼吸道感染初期常见的症状之一，是起病急骤，以咽喉红肿、疼痛、吞咽困难为特征的病症。此病属于中医学"喉痹""喉风""乳蛾"范畴；常见于西医学的急性咽炎、扁桃体炎、急性喉炎、咽旁脓肿等病。临床表现为咽部常感不适，有异物感，发痒或咽部微红、微肿、微痛，吞咽不利或困难；伴有发热、恶寒、咳嗽、咳痰等症状。

二、病因病机

中医学认为，此病多因风热火毒侵袭咽喉，热毒蕴结于咽部；或饮食不节，嗜食肥甘、辛辣、香燥之品，湿热壅积肺胃，热邪循经上扰，蕴结咽喉；亦或体虚久病而致肺肾两虚，虚火上炎，熏灼咽部所致。

西医学认为，任何刺激咽喉及口腔黏膜的物质和影响因素，包括病毒、细菌感染、过敏反应、灰尘、香烟、废气、慢性咳嗽、极干燥的环境、胃食管反流及说话声音过大等，都可能引起咽喉痛。声音嘶哑是常见的伴随症状。也有一些疾病伴有咽喉疼痛的症状，如全身病毒感染、腮腺炎、咽炎或扁桃体炎、感冒、咽喉炎。

三、诊断要点

（1）发病较急，以咽喉红肿疼痛、吞咽不适为主症，多伴有发热、咳嗽等上呼吸道感染症状及食欲缺乏等全身症状。

（2）体征检查可见咽部黏膜弥漫性充血、肿胀、黏膜表面可有分泌物附着，若为细菌感染等可见悬雍垂及软腭水肿，颌下淋巴肿大压痛等。

（3）血常规可因病毒、细菌感染不同而中性粒细胞减少或增加；若为非炎症性原因则无特异性改变。

四、治疗方法

（一）体位

嘱患者取仰卧位，充分暴露施术部位。

（二）取穴

取肿痛局部阿是穴，配合天突、天容、列缺、少商。（图 6-3-1~图 6-3-4）

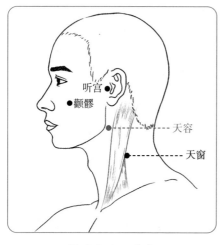

图 6-3-1　天容

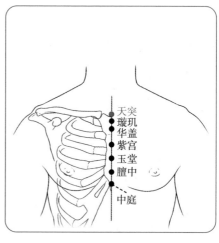

图 6-3-2　天突

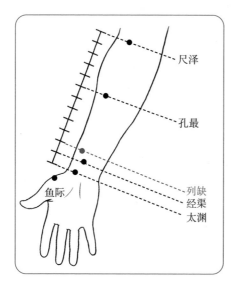

图 6-3-3　列缺

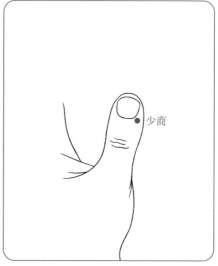

图 6-3-4　少商

（三）刺法

穴位常规消毒，选用中粗火针，施术者靠近针刺部位，将针身烧至白亮，快速垂直刺入已选定穴位，进针 1~2mm，针刺 2~3 下，不留针，迅速出针，若有血水流出，勿急止血，不压针孔。火针治疗后可搭配毫针治疗，针刺天容穴时，毫针朝对侧天容穴缓慢进针，得气即停止进针，患者感痛或喉痒欲咳时稍退针。列缺朝上斜刺，得气为度。少商、照海可火针点刺出血。嘱患者当日针孔处勿沾水，火针治疗期间忌食生冷。每日或隔日 1 次，3 次为 1 个疗程。急性咽炎可加用刺络放血，穴选双侧耳尖、少商、大椎，大椎放血后可加拔火罐。

五、注意事项

日常生活中，长期鼻塞张口呼吸、情绪紧张、机体抵抗力降低等因素均可引发咽喉肿痛。除了药物治疗外，我们还可以通过以下几种方法缓解症状：第一，蒸汽吸入。在盆中加入 60℃ 以上的热水，用毛巾包裹住头部，尽量让自己陷在蒸汽的包围之中，深呼吸时把蒸汽吸入到鼻子和口腔，大约 10 分钟就能够缓解喉咙瘙痒和疼痛问题。第二，若是因为感冒所引起的咽喉肿痛，可以对前颈部进行刮痧。具体方法为平躺在床上，在前颈部涂抹适量的刮痧油，使用刮痧板的平面从上往下进行刮拭，一直刮出痧为止。第三，饮食方面可将胖大海或罗汉果用沸水冲泡，不拘时饮用；还应多食用萝卜、冬瓜、苋菜、梨、枇杷等蔬果，少吃肥甘辛辣刺激等食物。此外，煮食药膳也可缓解症状。如雪梨白莲粥：取雪梨 3 个、白莲 10g、粳米 50g。雪梨去皮，核切薄片，先以清水适量煮雪梨，再加入白莲，煮熟烂后备用。将粳米煮粥，熟后掺入煮好的雪梨、白莲搅匀后食用。

第四节　结膜炎

一、概述

结膜炎俗称红眼症，是一种发生在结膜的炎症，也会发生在眼睑内侧表面，会让眼睛泛红或带有粉红色，可能会很痒、疼痛、有灼热感或瘙痒感，罹患结膜炎的病眼可能会泛泪，或是巩膜浮肿，病例常见因过敏而瘙痒。中医学称之为"目赤肿痛"，又称"风火眼""天行赤眼"等。往往双眼同时发病，大多具有传染性，通过被病眼分泌物污染的水、物或手指等传播给健眼，常流行于夏、秋两季。

二、病因病机

中医学认为，本病多由风热之邪，或疫疠之气客于肺胃，风热相搏，上攻于目所致，亦可由患者眵泪相染而成。

西医学认为，结膜炎的病因可根据其不同性质分为感染性和非感染性两大类。①感染性：由于病原微生物感染所致的结膜炎症。②非感染性：以局部或全身的变态反应引起的过敏性炎症最常见。外界的理化因素，如光、各种化学物质也可成为致病因素。

三、诊断要点

（1）起病急，常在感染病原后数小时至1日内发病，多同时侵犯双眼，也可先后发病，自觉症状明显，主要表现为患眼有异物感、烧灼感、瘙痒感、眼睑沉重、分泌物增多情况，当病变累及角膜时，可出现畏光、流泪及不同程度的视力下降。病程1~2周，病愈后一般不影响视力。

（2）查体可见眼睑红肿，睑及球结膜高度充血、水肿，结膜囊内有大量黏液性，或黏液脓性分泌物，半数病例有结膜下点、片状出血，渗出物可形成假膜，多半有耳前或颌下淋巴结肿大。

（3）结膜刮片、结膜的细菌学检查、分泌物的细菌培养和药敏试验有助于病原学的诊断和指导治疗。

四、治疗方法

（一）体位

刺络放血取仰卧位，挑刺时取俯卧位，充分暴露施术部位。

（二）取穴

刺络放血法：少泽、太阳、攒竹、耳尖或耳背静脉。（图6-4-1，图6-4-2）
挑刺法：肩胛区第1~7胸椎棘突两侧丘疹或敏感点。

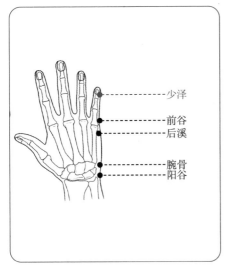

图 6-4-1　少泽

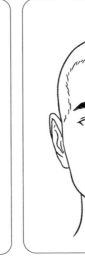

图 6-4-2　太阳、攒竹

（三）刺法

刺络放血法：穴位常规消毒，选用细火针或三棱针，点刺以上诸穴，挤出数滴血液，血液多呈鲜红色，血变淡为止，消毒棉签压迫被刺穴位 1~2 分钟，每日治疗 1 次，3 次为 1 个疗程。

挑刺法：穴位常规消毒，用三棱针挑断此处的皮下纤维组织，或点刺挤出少量黏液或血水。只需治疗 1 次。再选用细火针，将火针烧至白亮，在肩胛部穴位快速点刺，不留针，刺后可挤出血 4 滴，可每日治疗 1 次。

五、注意事项

结膜炎是一种传染性较强的眼病，因此平时应尽量避免与患者及其使用过的物品接触，如洗脸毛巾、脸盆等；个人要注意不用脏手揉眼睛，勤剪指甲等；若发现感染后要积极治疗，个人用品应单独使用，用后煮沸消毒，以免再传染。饮食方面，可多补充维生素，保护眼睛免于更进一步的发炎；忌食葱、姜、韭菜、芥末等辛辣之品，忌食黄鱼、鳗鱼、蟹、虾之类腥膻发物；可日常饮食中配合马兰头、枸杞叶、茭白、冬瓜、苦瓜、绿豆、菊花脑、香蕉、西瓜等，辅助治疗结膜炎。

第五节　睑腺炎

一、概述

　　睑腺炎指在眼睑部位发生的一种急性化脓性炎症性疾病，形似麦粒，又名"麦粒肿""针眼""土疳"，临床表现为眼睑部微痒，继则在眼睑部出现红肿，有硬结，灼热疼痛，轻者可自愈，重者需开刀引流排脓。多发于一只眼睛，且有惯发性，青少年为多发人群，常见于细菌感染（多为葡萄球菌）。根据受累腺组织不同而有外睑腺炎与内睑腺炎之分，发生在睫毛毛囊皮肤腺的化脓性细菌感染，为外睑腺炎；发生在睑板腺者，则为内睑腺炎。

二、病因病机

　　中医学认为，此病多因饮食不节，过食肥甘及辛辣、酒酪之品，使湿热内蕴，热瘀阻络；或思虑过度，肝郁化火，心肝之火循经上炎，结聚胞睑；或感受风热之邪，客居胞睑，酿火成毒而生疔肿。

　　西医学认为，该病是由葡萄球菌感染眼睑腺体及睫毛毛囊引起。

三、诊断要点

　　（1）临床表现：主要病变部位为睫毛根部的睑缘处，初起眼睑局部发红痒痛，继之红肿疼痛剧烈，严重者伴有恶寒发热等全身症状。数日后皮肤出现脓点，脓液排出后疼痛明显减轻，炎症逐渐消退。

　　（2）体征：外睑腺炎初起红肿范围弥散，可触及硬结，压痛明显，可伴同侧耳前或颌下淋巴结肿大。如感染靠近外眦部，还会引起反应性球结膜水肿。内睑腺炎肿胀较局限，有硬结、压痛。睑结膜局限性充血，肿胀。

　　（3）辅助检查：常无特异检查方法，血常规可见有白细胞、中性粒细胞升高。

四、治疗方法

（一）体位

嘱患者取仰卧位，将其眼睑翻起，深呼吸消除紧张情绪。

（二）取穴

阿是穴（眼睑局部硬结）、攒竹、太阳，病程长者加肝俞附近痣点。（图 6-5-1，图 6-5-2）

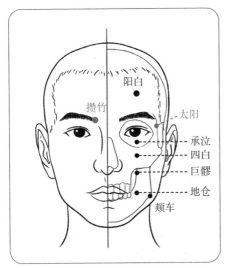

图 6-5-1　攒竹、太阳

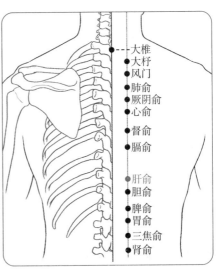

图 6-5-2　肝俞

（三）刺法

眼部阿是穴用生理盐水冲洗消毒，其余穴位常规消毒，选用细火针，施术者靠近针刺部位，将针尖伸入点燃的酒精灯或乙醇棉球的外焰中直至针身烧至白亮，快速垂直刺入已选定穴位，进针 0.5~1mm，不留针，迅速出针，如已化脓，则使脓尽出。余穴可用火针点刺。病程长者，在肝俞附近找几个痣点，以火针点刺出血，刺后加拔火罐，令其出血少许。辅以耳尖或者耳背静脉明显处放血以清热解毒。嘱患者当日针孔处勿沾水，火针治疗期间忌食生冷，禁房事。隔 3 日治疗 1 次，2 次为 1 个疗程。

五、注意事项

睑腺炎不是机体上火，而是因为炎症，因此不应过度降火，而应消炎治疗。日常生活中如何预防睑腺炎？第一，注意眼部卫生，不用手或脏东西揉眼睛。第二，不过度用眼，避免眼睛过度疲劳。第三，当眼睛存在其他炎症时应积极治疗，避免诱发睑腺炎。

当出现睑腺炎时，可用热毛巾热敷，不可用热水袋代替，因热水袋仅能引起表层组织充血，做毛巾热敷时要防止烫伤皮肤，可在眼睑上涂薄层凡士林或纱布预防；早期切忌用手挤压，以免引起炎症扩散加重疾病；当脓头脓腔形成时，应及时前往医院切开引流，配合后续用药治疗。饮食上应忌食腥膻发物，如公鸡、鱼、虾、羊肉、猪头肉等，多吃清淡蔬果，多饮水，保持大便通畅。

第六节　耳鸣耳聋

一、概述

耳鸣是自觉耳内鸣响，妨碍听觉及听觉功能紊乱的病证；耳聋则是听力不同程度减退，甚至完全丧失，其轻者称为"重听"，重者则称为"耳聋"，耳聋和耳鸣可单独或先后出现，也可见于多种耳科疾病中，如中耳炎、外耳道炎、鼓膜穿孔等。西医学的许多疾病都可出现耳鸣、耳聋，如高血压、动脉硬化、糖尿病、慢性肾炎、药物中毒等。

二、病因病机

中医学认为，此病多因忧思恼怒，伤及肝脏，肝郁化火，肝火上扰清窍；或饮食不节，嗜食辛辣、酒酪，令湿热内蕴，痰浊内生，痰蒙清窍；亦或禀赋不强，肾阴亏损或房事不节，肾精亏耗，精血不能上承，耳窍失养所致。

西医学认为，此病可由过度疲劳、睡眠不足、情绪紧张等诱发，还可继发于耳部原发病或全身性疾病，如高血压、糖尿病、贫血及营养不良等。部分患者在服用庆大霉素、链霉素等耳毒性药物时也可出现耳鸣，应及时停药并积极治疗。

三、诊断要点

（1）临床表现：耳鸣者患耳自觉耳内鸣响，声调多种，或如蝉鸣、如风声、如雷声、如潮声、如汽笛声、如哨声等，时轻时重，劳累后加重；耳聋多突然发生，或感冒、疲劳、大怒后发生，耳塞、耳胀、耳闷，可伴有头痛、眩晕等症状。

（2）辅助检查：肌电图检查、磁共振检查有助于明确诊断及鉴别诊断。X线血管造影有助诊断血管畸形、动静脉瘘、血管分布等。X线断层片、CT头颅扫描以除外颅内病变。

四、治疗方法

（一）体位

嘱患者取仰卧位，张口位。

（二）取穴

主穴取听宫、翳风。可根据病情酌加配穴，如痰热加丰隆；肝胆火盛加太冲；肾虚加太溪；脾胃虚弱加足三里。（图 6-6-1~ 图 6-6-4）

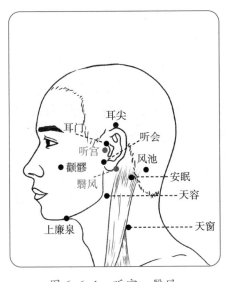

图 6-6-1　听宫、翳风

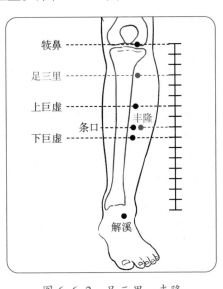

图 6-6-2　足三里、丰隆

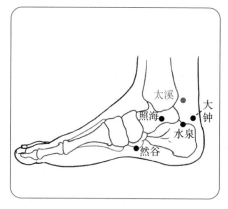

图 6-6-3　太溪

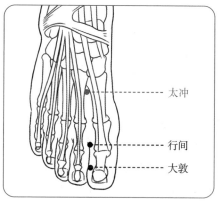

图 6-6-4　太冲

（三）刺法

穴位常规消毒，选用细火针，施术者靠近针刺部位，将针尖伸入点燃的酒精灯或乙醇棉球的外焰中直至针身烧红，快速垂直刺入已选定穴位，进针 1~2mm，不留针，迅速出针，不压针孔。每次选取 3~5 穴，每穴可刺 2~3 下，交替使用。嘱患者当日针孔处勿沾水，火针治疗期间忌食生冷。隔 3 日治疗 1 次，5 次为 1 个疗程。

五、注意事项

耳鸣耳聋患者应少吸烟少饮酒，因为烟中的尼古丁会使内耳供血不足，长期过量饮酒影响 B 族维生素的吸收，使听神经受损，均可加重病情。平时要有乐观豁达的心态，从心理上淡化耳鸣的影响。积极参加体育锻炼，促进血液循环。避免与噪声接触。还可进行耳的自我推拿保健，促进耳鸣耳聋的恢复。具体操作如下：用手掌或手指揉搓耳廓，每次 5~10 分钟，以发热为度；两手掌心搓热后，紧按两耳，两手的食指搭在中指上，向脑后枕骨轻轻叩击 60 下。饮食上应注意平衡膳食，增强营养。多食低盐、低脂肪的饮食，以及含锌、铁、钙及维生素丰富的食物，少吃各种动物内脏、肥肉、奶油、油炸食物等富含脂类的食物。

第七章

火针治疗

妇科、男科疾病

第一节　乳腺炎

一、概述

乳腺炎是指发生于乳房部位的急性炎症。中医称之为"乳痈"，临床表现为初期乳房肿胀，触痛，抚之有肿块，表皮微红或不红，兼恶寒发热，头身痛；继则肿块变大、变破；红肿愈甚，疼痛加重，有高热，并有跳痛感；最后肿块破溃，脓出。好发于初产妇，多见于产后哺乳期，特别是产后1~2个月内，多由乳汁淤积伴发细菌感染而发病。

二、病因病机

中医学认为，此病多因乳头破损，风邪外袭，邪毒入侵；或乳汁淤积，乳络阻滞，郁久化热；或情志不调，忧思恼怒，肝郁气结；或饮食不节，过食辛辣及肥甘厚味，湿热壅积，瘀阻经络而成。

西医学认为，本病主要由乳汁淤积及细菌入侵引起，致病菌多为金黄色葡萄球菌。

三、诊断要点

（1）多为初产妇和哺乳期女性。

（2）临床主要表现为初起乳房局部突发肿硬胀痛，边界不清，有明显压痛，皮肤不红或微红，排乳不畅。化脓时乳房肿痛加重，肿块变软，有波动感，溃破或切开引流后，肿痛减轻。若引流不畅，则会形成慢性乳腺炎或乳瘘，即有乳汁伴脓液混合流出。

（3）多伴有恶寒发热、头痛、口渴等全身症状。

（4）查体可见患侧腋窝淋巴结肿大。

（5）血常规检查可见白细胞及中性粒细胞增高，彩超检查可判断脓腔位置与大小，穿刺或切开时取少量脓液做细菌培养加药敏试验，可为临床应用抗菌药提供指导。

四、治疗方法

（一）体位

嘱患者仰卧位，充分暴露施术部位。

（二）取穴

阿是穴、膻中、乳根、期门、曲池。（图 7-1-1~ 图 7-1-3）

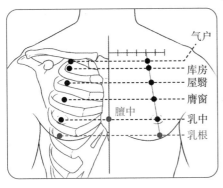

图 7-1-1　膻中、乳根

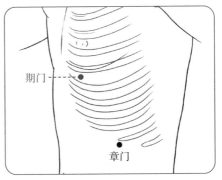

图 7-1-2　期门

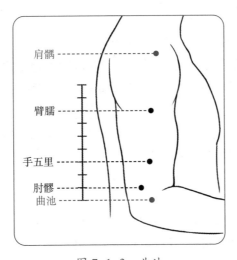

图 7-1-3　曲池

（三）刺法

穴位常规消毒，未成脓时选用细火针围刺，根据肿块大小进针 2~3mm，不留针，迅速出针；成脓期以中粗火针对准脓肿波动明显处点刺，使脓排出，可配合火罐辅助排脓；溃破期以中粗火针散刺溃破处周围。其他穴位可用细火针快速点刺，每穴可刺2~3下，嘱患者当日针孔处勿沾水，火针治疗期间忌食生冷。每周治疗2~3次，5次为1个疗程。

五、注意事项

乳腺炎多发生于哺乳期女性，要想预防该病，需在平时注意自身卫生清洁，最好用清水擦洗，然后用卫生的毛巾擦拭干净，保持乳头清洁；哺乳时要让宝宝吃空一侧再吃另一侧，避免两边交替吃，以防乳汁淤积；平时不穿有钢托的内衣，避免挤压乳腺管诱发该病。饮食方面应少吃有"发奶"作用的食物，宜多吃具有清热作用的蔬菜水果，如番茄、青菜、丝瓜、黄瓜、绿豆、鲜藕等，海带有软坚散结的作用，可多吃些，忌食辛辣、刺激和荤腥油腻之品，同时保持心情舒畅。

第二节　乳腺增生

一、概述

乳腺增生，又被称为慢性纤维囊性乳腺病，是西医学病名。中医学称之为"乳核""乳癖""乳中结核"等。临床表现为乳房部位出现大小不等、形状不同、表面光滑、推之移动、有压痛或胀痛的肿块，每因喜怒而消长，常在月经前加重，月经后减轻，严重者衣物等触及都可引起疼痛。此病好发于中年妇女，青少年和绝经后妇女也有发生，当今大城市职业妇女中50%~70%都有不同程度的乳腺增生。

二、病因病机

中医学认为，此病多因思虑过度而伤脾，脾虚则升降失司，痰浊内生；或因情志不遂，恚嗔恼怒，肝失疏泄，气机不畅；痰气交阻，凝滞经脉，结聚成核。

西医学认为，该病与某些原因引起的内分泌激素代谢失衡，孕酮分泌减少、雌激素相对增多有关。

三、诊断要点

（1）本病多见于 20~45 岁女性。

（2）临床主要表现为乳腺胀痛，可同时累及双侧，但多以一侧偏重。月经前乳腺胀痛明显，月经过后即见减轻并逐渐停止，下次月经来前疼痛再度出现，整个乳房有弥漫性结节感，并伴有触痛。

（3）查体时用手触摸乳房可摸到大小不等、扁圆形或不规则形、质地柔韧的结节，边界不清楚，与皮肤及深部组织无粘连，可被推动。

（4）彩超、钼靶 X 线乳房摄片、冷光源强光照射、液晶热图像等检查有助诊断。必要时做组织病理学检查。

四、治疗方法

（一）体位

嘱患者仰卧位，充分暴露施术部位。

（二）取穴

阿是穴、膻中，可配合足临泣、照海、太冲、肝俞、关元、三阴交。
（图 7-2-1~ 图 7-2-5）

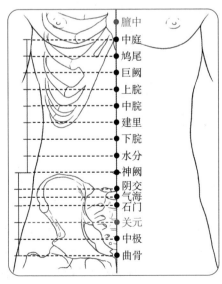

图 7-2-1　膻中、关元

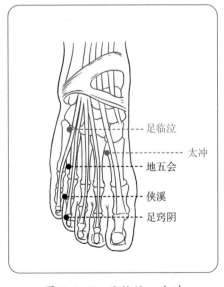

图 7-2-2　足临泣、太冲

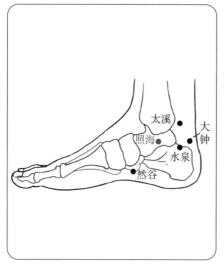

图 7-2-3 照海

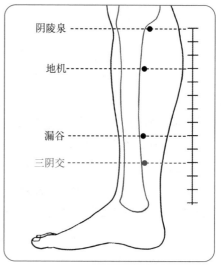

图 7-2-4 三阴交

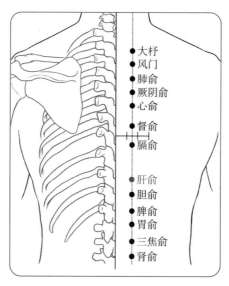

图 7-2-5 肝俞

（三）刺法

　　穴位常规消毒，选用中粗火针，施术者靠近针刺部位，右手握笔式持针，将针身烧至白亮，快速刺入乳房压痛点即阿是穴、增生条束状硬结节中心及周围 3~5 针，不留针，迅速出针，针刺深浅视硬结节深度而定。其余穴位可用细火针点刺，每次选 3~5 个穴位，可点刺 2~3 下，交替使用。

嘱患者当日针孔处勿沾水，火针治疗期间忌食生冷。每日治疗 1 次，1 周为 1 个疗程。

五、注意事项

乳腺增生是各种原因导致体内激素不平衡，包括情绪因素、不良生活习惯及饮食因素等。因此平时应尽量保持积极乐观的情绪状态，多做些开心的事，积极参加体育锻炼，提升免疫力。生活要有规律，劳逸结合，保持夫妻生活和谐，可调节内分泌失调。饮食方面应坚持低脂饮食习惯，多吃新鲜蔬菜水果，五谷杂粮等富含膳食纤维的食物，可多吃甲鱼、黄鱼、海参、海带等，因富含微量元素，可保护乳腺；多吃核桃、黑芝麻、黑木耳、蘑菇等，防止乳腺增生；少喝咖啡，少吃巧克力、油炸及辛辣刺激的食物，少饮酒，不可服用含雌激素多的保健品，如蜂王浆等。

第三节　痛经

一、概述

痛经，指行经前后或经期出现下腹及腰骶部疼痛、坠胀，伴腰酸或恶心、呕吐、出冷汗、头痛或腹泻等其他不适，随月经周期而发作者，程度较重者还会影响生活和工作质量。属于中医学"经行腹痛""经前腹痛""经后腹痛"范畴，一般以青年女性为多见。临床分为原发性痛经（初潮后不久即痛经者，属功能性痛经）和继发性痛经（行经一段时间后而痛者，由盆腔器质性疾病引起的痛经）。本节主要介绍原发性痛经。

二、病因病机

中医学认为，"不通则痛"。此病多因情志不调，郁怒伤肝，气滞血瘀；或寒邪凝滞胞宫，经血不通；或气血不足，血运不畅，脉络受阻，胞宫失养，"不荣则痛"。

西医学认为，原发性痛经主要与月经时子宫内膜前列腺素含量增高有关，此外还与精神、神经因素有关。继发性痛经常因子宫发育不良、子宫位置前屈或后倾、子宫内膜异位及盆腔炎症、子宫腺肌病等引起。

三、诊断要点

（1）多见于初潮后 1~2 年，于月经来潮前数小时（最早可出现在经前 12 小时），即感疼痛，经时疼痛逐步或迅速加剧，历时数小时至 2~3 日不等。

（2）临床症状：具有明显的腹痛现象。疼痛呈痉挛性，通常位于下腹部，可放射到胁肋、腰骶、阴道、肛门等处，可伴有乳房胀痛、食欲缺乏、心急烦躁等；严重者常伴恶心呕吐、手足厥冷、出虚汗，甚至昏厥。

（3）妇科检查：大多盆腔及生殖器官无明显异常，少数患者可见子宫发育欠佳、宫颈口狭小、子宫过度倾曲。

（4）基础体温测定呈双相曲线。

（5）经血前列腺素测定显示有异常增高。

四、治疗方法

（一）体位

嘱患者仰卧或俯卧位，充分暴露施术部位。

（二）取穴

三阴交、关元、中极、次髎、十七椎，可配合气海、太冲、血海、足三里。（图 7-3-1~ 图 7-3-6）

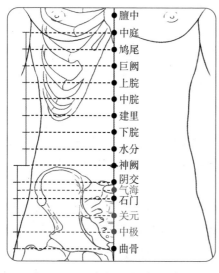

图 7-3-1　中极、气海、关元

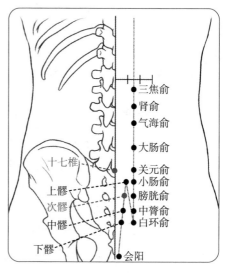

图 7-3-2　次髎、十七椎

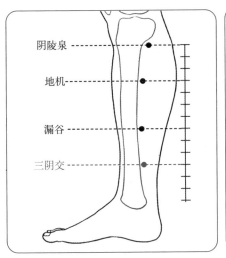

图 7-3-3　三阴交

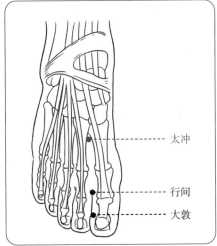

图 7-3-4　太冲

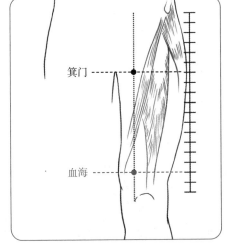

图 7-3-5　血海

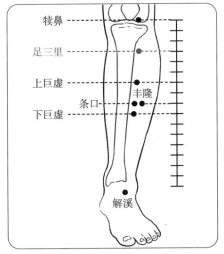

图 7-3-6　足三里

（三）刺法

穴位常规消毒，选用中粗火针，施术者靠近针刺部位，将针尖烧至白亮，快速刺入选定穴位，不留针，迅速出针。腹部关元、中极针刺深度为3mm，次髎针刺深度为 5~8mm，十七椎针刺深度为 0.5mm，其余穴位针刺深度为 3~5mm，可配合毫针针刺。每次选 3~5 个穴位，可点刺 2~3 下，交替选用。嘱患者当日针孔处勿沾水，火针治疗期间忌食生冷。月经前 3~5日开始治疗，连续治疗 10 日为 1 个疗程。

五、注意事项

日常在痛经的时候，我们应该怎样缓解疼痛呢？第一，注意保暖。很多患者痛经是因经气受寒导致，做好保暖工作，可预防痛经。第二，注意饮食，吃容易消化的食物，多吃蔬菜水果，保持大便畅通。少吃辛辣刺激食物，以免影响消化和引起经血量增多，保持大便通畅，以免因便秘而造成盆腔充血，加重痛经。第三，应尽量避免剧烈的情绪波动，保持心情愉快。第四，注意运动，经期可进行适当的运动，促进经血排出，但不可做剧烈运动，避免加重痛经的症状。

同时可在非经期配合按摩松解手法，缓解痛经。具体方法如下：坐姿或仰卧，大腿向外打开，膝盖向外顶，四指并拢，拇指展开，四指贴在大腿内侧，手掌顺着大腿向大腿根部滑动，直到卡在大腿根部。拇指向下滑动，找到与腹股沟的交点，轻轻按压，找到明显疼痛的突起，按压 1 分钟，如将突起周围疼痛的点也放松，效果更佳。

第四节　闭经

一、概述

闭经是指女子年过十八周岁月经尚未来潮，或已行经而又中断 3 个周期以上者，可分生理性闭经和病理性闭经，本章节主要介绍病理性闭经。中医学又称其为"女子不月""月事不来""经水不通"。此病为妇科常见病和多发病之一。临床表现为应有月经但超过一定时限仍未来潮，或月经周期延长，经量减少，继而停经。可伴有身体发育不良、瘦弱、肥胖、多毛、性冷淡、更年期症状等。

二、病因病机

中医学认为，其病因不外虚实两类，虚者多为阴、阳、气、血亏损，胞宫失养，月经闭止不行；实者多因气郁、寒凝、血瘀、热结、痰湿阻滞冲任，胞脉不通，以致月经不行。

西医学认为，先天发育缺陷、体内生殖轴病变和功能失调，导致体内激素失调，以及一些内分泌疾病如甲状腺疾病等均可引起该病。

三、诊断要点

（1）病史：包括月经史、婚育史、服药史、子宫手术史、家族史以及可能起因和伴随症状，如环境变化、精神心理创伤、情感应激、运动性职业或过强运动、营养状况及有无头痛、溢乳等。原发性闭经者应了解青春期生长和第二性征发育进程。

（2）体格检查、妇科检查、激素水平测定、染色体检查、基础体温测定及宫腔镜检查等可辅助诊断。

（3）实验室检查可通过评估雌激素水平以确定闭经程度、阴道上皮脱落细胞检查以了解雌激素影响程度、包括孕激素试验等有助于诊断。

（4）须与妊娠期、哺乳期、绝经期等生理性停经相鉴别，且已婚妇女月经停止必须首先排除妊娠。

四、治疗方法

（一）体位

嘱患者取仰卧位或俯卧位，充分暴露施术部位。

（二）取穴

主穴选关元、归来、中极、三阴交。可根据病情酌加配穴，肝肾不足加肝俞、肾俞，气血不足加脾俞、足三里、血海，寒凝加命门、腰阳关，阴虚加太溪，痰湿加丰隆等。（图7-4-1～图7-4-7）

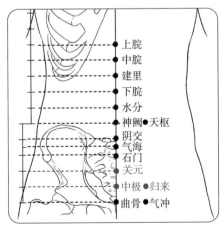

图 7-4-1　关元、归来、中极

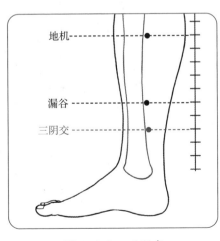

图 7-4-2　三阴交

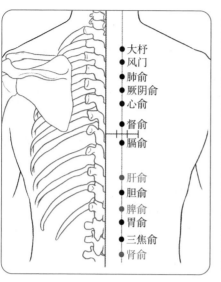

图 7-4-3　肝俞、脾俞、肾俞

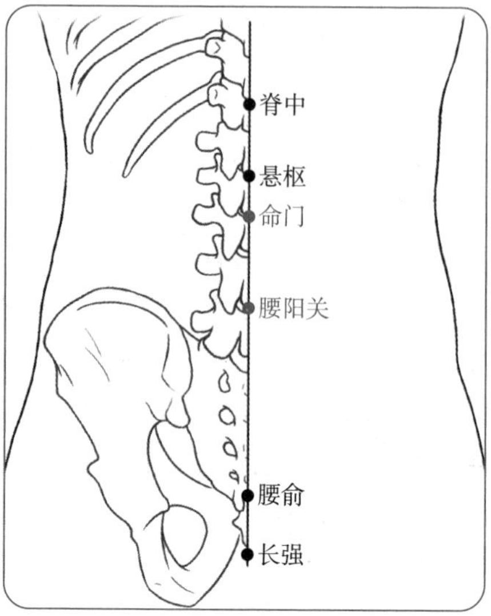

图 7-4-4　命门、腰阳关

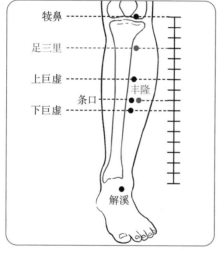

图 7-4-5　足三里、丰隆

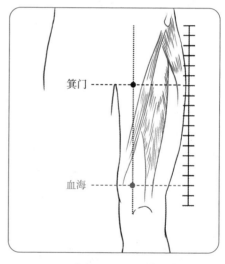

图 7-4-6　血海

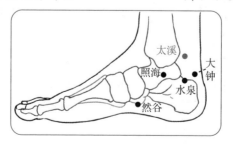

图 7-4-7　太溪

（三）刺法

穴位常规消毒，选用中粗火针，施术者靠近针刺部位，将针身烧至白亮，快速刺入已选定穴位，不留针，迅速出针。腹部穴位针刺深度2mm，背部穴位针刺1.5mm，下肢穴位针刺深度3mm。每次选用3~5穴，可连续针刺2~3下，交替选用。嘱患者当日针孔处勿沾水，火针治疗期间忌食生冷。连续治疗10日为1个疗程，疗程间休息3~4日，若经血来潮则暂停腹部针刺治疗，视病情改善情况调整治疗方案。

五、注意事项

日常生活中女性要如何有效地预防闭经呢？首先，月经期要避免受凉和吃生冷的食物。其次，应避免过度劳累，因为过度疲劳会使子宫及子宫内膜受到损伤，甚至出现功能失常而导致闭经。再次，要防止过度肥胖和消瘦，保证饮食结构的合理，避免引起内分泌失调。最后，要保持开朗的心情。

若已经闭经者，可采用食疗改善症状。

1. 木耳核桃糖

黑木耳120g，胡桃仁120g，红糖200g，黄酒适量。将木耳、胡桃碾末，加入红糖拌和均匀，瓷罐装封。每服30g，1日2次，直至月经来潮。具有滋肝肾、益气血、养冲任功效。适用于子宫发育不良之闭经。

2. 黑豆双红汤

黑豆50~100g，红花5g，红糖30~50g。将前2味置于炖盅内，加清水适量，隔水炖至乌豆熟透，去红花，放入红糖调匀。具有滋补肝肾、活血行经、美容乌发功效。适用于血虚气滞型闭经。

第五节　子宫肌瘤

一、概述

子宫肌瘤是女性生殖器官中最常见的良性肿瘤，主要由子宫平滑肌细胞增生而形成，其中有少量结缔组织纤维仅作为一种支持组织而存在，属于中医学"癥瘕"范畴。多发于生育期妇女，在 30~50 岁女性中发病率较高。临床表现为不规则阴道出血、月经量多、白带增多，较轻者经期延长、重者大量出血甚至会血崩，伴经期腹痛、腰痛、下腹部包块，可导致不孕。

二、病因病机

中医学认为，本病乃由正气虚弱，冲任失调，气血运行不畅，凝滞于胞宫，搏结不散，积累日久而成；或因情志不调，忧思过度等引起肝脾不和，气血瘀滞或痰湿凝聚，壅积增大，凝聚成癥瘕。

西医学认为，性激素代谢异常尤其是长期或大量的雌激素刺激，是子宫肌瘤发生和生长的诱因，此外，正常肌层细胞突变及局部生长因子作用也会导致该病。

三、诊断要点

（1）有月经过多或不规则出血、下腹部包块等病史。

（2）腹部检查可见子宫增大超过 3 个月妊娠大小或较大宫底部浆膜下肌瘤，可在耻骨联合上方或下腹部正中扪及包块，实性，无压痛，若为多发性子宫肌瘤则肿块之外形呈不规则状。妇科双合诊、三合诊检查可见子宫呈不同程度增大，欠规则，子宫表面有不规则突起，呈实性，若有变性则质地较软。

（3）超声检查、诊断性刮宫、宫腔镜检查、腹腔镜检查、磁共振检查等有助于诊断该病。

四、治疗方法

（一）体位

嘱患者仰卧位或俯卧位，充分暴露施术部位。

（二）取穴

关元、中极、水道、归来、痞根、阿是穴（子宫肌瘤处）。（图 7-5-1，图 7-5-2）

（三）刺法

穴位常规消毒，选用中粗火针，施术者靠近针刺部位，将针身烧至白亮，快速刺入已选定穴位，针刺深度为 2~3mm，不留针，迅速出针。若正确定位阿是穴，即子宫肌瘤处，或针下有坚硬感，触及肿块，针刺深度可达 5cm，以针至病所为佳。每次选用 3~5 穴，可连续针刺 2~3 下，交替选用。嘱患者当日针孔处勿沾水，火针治疗期间忌食生冷。每周治疗 2~3 次，连续治疗至肌瘤体积缩小一半以上后，改为每周治疗 1~2 次。

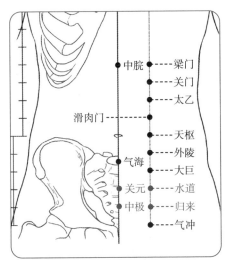

图 7-5-1　关元、中极、水道、归来

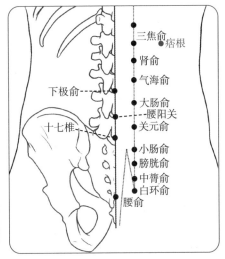

图 7-5-2　痞根

五、注意事项

　　子宫肌瘤的生长与体内过多的雌激素有关，因此女性需注意日常饮食，少吃含激素类的食物。禁食桂圆、红枣、阿胶、蜂王浆等热性、活血性和含激素成分的食物及话梅等酸性食品；多食瘦肉、鸡肉、鸡蛋、鹌鹑蛋、鲫鱼、甲鱼、白菜、芦笋、芹菜、菠菜、黄瓜、冬瓜等；饮食宜清淡且富含足够的营养，纠正偏食及不正常的饮食习惯；不宜常食刺激性、海产品等，少食羊肉、虾、蟹、鳗鱼、咸鱼、黑鱼、海鲜发物、乌骨鸡等发散物，忌食辣椒、麻椒、生葱、生蒜、白酒等刺激性食物及饮料。如果月经量过多，要多吃富含铁质的食物，以防缺铁性贫血。除此之外，定期做妇科检查也很重要，尽量保证每年做 1 次妇科检查，有利于及时发现和治疗疾病。

第六节 卵巢囊肿

一、概述

卵巢囊肿是妇科常见病之一，可发生于任何年龄，尤见于生育期妇女，属于中医学"癥瘕""肠蕈"等范畴。临床表现为下腹部的囊肿，向上增大，生长缓慢，常长成球形肿块，表面光滑，边界清楚可触，推之活动；可伴有胀满、疼痛，或月经失调、不孕等症，一般食欲、月经、二便正常。

二、病因病机

中医学认为，此病多因七情不调，情志不遂，忧思恼怒，使月经不调，气滞血瘀；肝强脾弱，肝脾不和，脾不健运，痰湿内生，痰浊凝聚，加之气血积聚，日久相互结聚不化，渐至癥瘕。

西医学认为，该病多与内分泌系统功能失调有关，同时还与遗传、不良生活习惯、环境因素等有关。

三、诊断要点

（1）多见于20~50岁女性。

（2）早期可无任何症状，随着囊肿增大，临床上多表现为小腹疼痛不适，白带增多、色黄、异味，月经失常，不孕，当囊肿影响到激素分泌时，可能出现诸如阴道不规则出血等症状。

（3）查体可触及腹部包块，移动性好，可自盆腔推至腹腔；有炎症时可有压痛，伴腹膜刺激征、腹水等。

（4）盆腔超声显示卵巢肿大，必要时可做CT、核磁共振、腹腔镜检查，检查肿瘤标志物可排除其恶性病变。

四、治疗方法

（一）体位

嘱患者仰卧位，充分暴露施术部位。

（二）取穴

天枢、关元、中极、三阴交、子宫、阿是穴（囊肿局部）。（图 7-6-1，图 7-6-2）

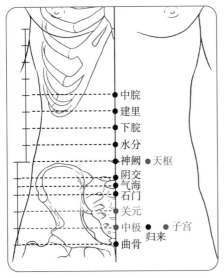

图 7-6-1　天枢、关元、中极、子宫

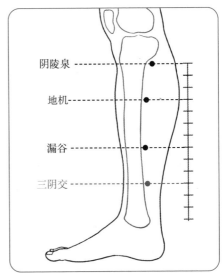

图 7-6-2　三阴交

（三）刺法

穴位常规消毒，选用中粗火针，施术者靠近针刺部位，将针身烧至白亮，快速刺入已选定穴位，针刺深度为 2~3mm，不留针，迅速出针。若准确定位阿是穴，即囊肿局部，以火针点刺肿物的中心及两端，速刺不留针。每次选用 3~4 穴，可连续针刺 2~3 下，交替选用。嘱患者当日针孔处勿沾水，火针治疗期间忌食生冷。每周治疗 2~3 次，若经血量多，则先停止针刺，待月经干净 3 日后再进行治疗。

五、注意事项

对于卵巢囊肿的患者而言，饮食是预防及康复过程中必不可少的一环。日常饮食中，可多吃抗肿瘤的食物，如香菇、山楂、鳖等，以及海带、紫菜、牡蛎等，可促进囊肿的吸收；还应多吃富含纤维素、微量元素及维生素类的食品，如白菜、芦笋、芹菜、菠菜、黄瓜、冬瓜等，增强抗病能力；

多吃瘦肉、鸡蛋、鸡肉、大豆等高蛋白、低脂肪、低胆固醇食物，坚持低脂肪饮食。除此之外，应纠正偏食及不正常的饮食习惯，忌食桂圆、红枣、阿胶、蜂王浆等热性、含激素成分的食品；不宜吃羊肉、狗肉、韭菜、胡椒等温热活血的食物；不吃虾、蟹、鳗鱼、黑鱼等发物；不吃烟熏、油炸、腌制等容易致癌的食物。

第七节　外阴白斑

一、概述

外阴白斑指出现在妇女阴部皮肤的局限性或弥漫性白色斑块，可向两下肢内侧、会阴及肛门蔓延，但很少侵犯尿道口及前庭。症见阴部瘙痒，搔抓后伴有局部疼痛，坐立不安，灼热刺痛，抓破皮肤、黏膜，有溢液，溃疡，日久皮肤增厚，皲裂出血，外阴可见明显白色斑块；可伴有性交困难、排尿困难、腰痛、白带增多等症状，严重影响患者的生活质量，属于中医学"阴痒""阴疮"范畴。本病一般多见于 30~60 岁女性。

二、病因病机

中医学认为，本病多因脾虚化源不足，或因为久病耗伤气血，冲任血虚化燥，不能濡养皮肤；或因久病或年老体弱，肝肾不足或房劳过度，肾精受损，精血两伤，不能润肤；或因素体脾肾阳虚，阳虚则生内寒，冲任虚寒，阴部失去温煦，阳寒凝滞阴部肌表，气血流通受阻；亦或素体抑郁或郁怒伤肝，肝气郁结，郁久化热，湿热之邪流注下焦，浸渍外阴而致病。

西医学认为，本病的主要原因为阴部感染及炎症刺激，此外内分泌失调、遗传因素及糖尿病、白癜风等均可引起外阴白斑。

三、诊断要点

（1）临床表现为外阴瘙痒、疼痛，外阴局部或弥散性皮肤黏膜脱色、变白，组织粗糙、肥厚、增生或角化变硬或萎缩变薄、皲裂、弹性降低或消失，甚至组织粘连、溃疡、红肿溃烂。

（2）病变局部活组织病理检查可协助诊断。

四、治疗方法

（一）体位

嘱患者取截石位，充分暴露施术部位。

（二）取穴

局部白斑处。

（三）刺法

外阴皮肤常规消毒，选用中粗火针，施术者靠近针刺部位，将针身烧至白亮，快速点刺局部病变部位，深度约为 1mm，以刺穿表皮为度，不留针，迅速出针。点刺时沿患处由外向内逐步点刺，两针之间相距约为 1cm，一般每次点刺 5~8 针，如病变面积较大，可分次点刺。嘱患者当日针孔处勿沾水，火针治疗期间忌食生冷。5 日点刺 1 次，2 次为 1 个疗程，月经期停止治疗。

五、注意事项

有不少女性受到外阴白斑的影响，需在治疗的同时进行预防。首先要保持外阴清洁，清洗时不用太刺激的药物，内裤要选择松软、吸水性强的棉织品，并应宽大、舒适，勤洗勤换；平时要注意劳逸结合，因为该病是一种慢性疾病，患者身体恢复力和抵抗力都较弱一些，因此更要养成良好、规律的生活习惯，适当锻炼身体，提高机体免疫力。饮食上，忌食辛辣刺激性的食物，如生蒜、酒、生葱、辣椒、淡水鱼（鲫鱼、鲢鱼、草鱼、鲤鱼）、鸭肉、虾蟹、鸡肉、鹅肉等；外阴潮湿严重者，忌食糖、苹果，并忌寒凉油腻。平常应多食含铁、铜、锰等含微量元素较多的食物，如核桃、芝麻、香菇、豆腐、青菜、猪血、木耳、胡萝卜、瘦肉，牡蛎、海螺、海参等海产品。

第八节　慢性盆腔炎

一、概述

慢性盆腔炎是指盆腔器官包括子宫、输卵管、卵巢、盆腔结缔组织及盆腔黏膜的慢性炎症性疾病。属中医学"带下病""热入血室""癥瘕""不孕"等病范畴。其主要临床表现为下腹部疼痛，腰骶部酸痛，神疲乏力，月经不调，白带增多，经行腹痛，肛门坠痛，下腹可触及包块，压痛明显，每当劳累、房事、月经前后症状加重，反复发作。如已形成慢性附件炎，则可触及肿块。可发于任何年龄女性。

二、病因病机

中医学认为，本病多因平素饮食不节，嗜食辛辣，湿热内结，熏蒸盆腔；或感受寒湿之邪，客于胞脉，以致寒凝血瘀，蓄积盆腔；亦或气滞血瘀，血行不畅，胞脉失养，使冲任二脉受损而成。

西医学认为，机体免疫功能下降，产后、流产后或妇科手术后无菌措施不到位，急性盆腔炎未彻底治愈等均会造成慢性盆腔炎。

三、诊断要点

（1）部分患者有急性盆腔炎病史，但也有部分患者起病较缓，无明显急性盆腔炎病史。

（2）临床表现为下腹部坠胀、疼痛及腰骶部酸痛，常在月经期前后、房事后加剧，月经不调，白带增多，甚至不孕及异位妊娠，全身症状多不明显，有时仅有低热，容易疲倦。由于病程时间较长，部分患者可出现神经衰弱症状，如精神不振、周身不适、失眠等。当患者抵抗力差时，易有急性或亚急性发作。

（3）查体可见子宫多后倾、活动受限或粘连固定；或输卵管增粗压痛；或触及囊性包块；或子宫旁片状增厚压痛等。

（4）B超检查、子宫输卵管碘油造影、组织病理学检查、血常规检查、腹腔镜检查等均有利于诊断。

四、治疗方法

（一）体位

嘱患者仰卧位或俯卧位，充分暴露施术部位。

（二）取穴

主穴取中极、子宫、归来、三阴交、足三里、阿是穴。可根据病情酌

加配穴，如湿热瘀滞加阴陵泉，寒凝加关元、肾俞。（图 7-8-1~ 图 7-8-4）

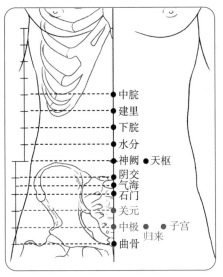

图 7-8-1　关元、中极、归来、
子宫

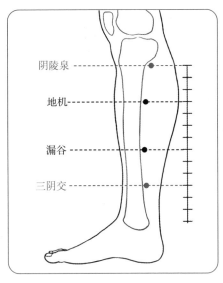

图 7-8-2　三阴交、阴陵泉

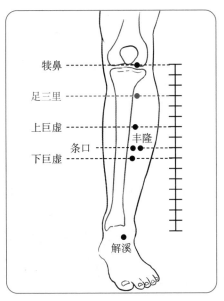

图 7-8-3　足三里

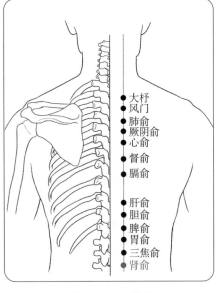

图 7-8-4　肾俞

（三）刺法

穴位常规消毒，选用中粗火针，施术者靠近针刺部位，将针身烧至白亮，快速点刺指定穴位，深度约为 1.5mm，不留针，迅速出针，出针后用干棉球按压针孔。每次选用 3~5 穴，每穴可针刺 2~3 下，交替选用。嘱患者当日针孔处勿沾水，火针治疗期间忌食生冷。每周治疗 3 次，1 个月为 1 个疗程，月经期停止治疗。若患者自觉症状有明显改善时可减少治疗次数，直至疗程结束。

五、注意事项

慢性盆腔炎可局限于盆腔组织，也可能造成输卵管堵塞从而影响日后生育，因此应定期检查，早发现早治疗。若已患有该病，在治疗期间，同时需重视预防和调护。首先应保持外阴清洁、干燥，杜绝感染途径，每晚用清水清洗外阴，勤换内裤，不穿紧身、化纤质地的内裤。发作和治疗期间，应尽量避免性生活；同时注意腰腹部保暖，避免病情反复。饮食方面宜尽量清淡，忌食生冷食物，如冰冷瓜果、冰镇饮品等，忌食温补食物，如牛肉、红参、羊肉、狗肉等，会加重病情；忌辛辣油炸食物，如辣椒、胡椒、茴香、炸排骨等。

第九节　遗精

一、概述

遗精，是指成年男子在非性交时精液频繁外泄的病症，有生理性与病理性的不同。中医学称之为"失精"。有梦而遗者名为"梦遗"，无梦而遗，甚至清醒时精液自行滑出者为"滑精"。在临床中多表现为频繁出现遗精，或有梦而遗精，或无梦而频频滑精；每周 2 次以上，甚至每夜必遗，个别人有时一夜遗精 2 次。可伴有头昏耳鸣、腰膝疲软、记忆力减退、精神萎靡、烦躁不安、形体消瘦。

二、病因病机

中医学认为，此病多因情志失调或饮食不洁而致君相火旺或湿热下注，而致精室被扰，体内津液不循常道而外泄；或心肾不交、水火不济、阴虚火旺，而致精关不固；或久病、年老者，素体正虚，脾虚不摄，肾虚不藏，封藏失司，而致该病。

西医学认为，精神因素，体质因素，如各脏器功能不够健全而失去对低级中枢的控制，性器官或泌尿系统的局部病变等均可导致遗精。

三、诊断要点

（1）临床表现为非性交时发生精液外泄，一夜2~3次或每周2次以上，或在清醒时精自滑出，伴精神萎靡，头晕耳鸣，失眠多梦，神疲乏力，腰膝酸软，记忆力减退等。

（2）辅助检查如直肠指诊检查、前列腺液检查和前列腺B超检查有助于判断前列腺情况，精液常规检查可辅助诊断。

四、治疗方法

（一）体位

嘱患者取仰卧位或俯卧位，充分暴露施术部位。

（二）取穴

主穴取关元、三阴交、志室、心俞、肾俞、气海。（图7-9-1~图7-9-3）

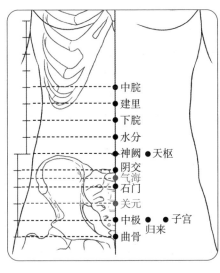

图 7-9-1 关元、气海

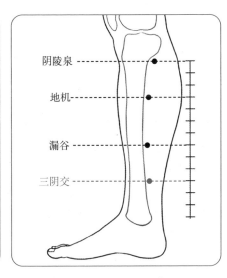

图 7-9-2 三阴交

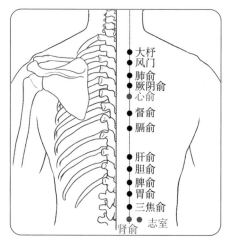

图 7-9-3　心俞、肾俞、志室

（三）刺法

穴位常规消毒，选用中粗火针，施术者靠近针刺部位，将针身烧至白亮，快速点刺已选定穴位，不留针，迅速出针，出针后用干棉球按压针孔。腹部及下肢部穴位针刺深度为 2mm，背部穴位针刺深度为 1.5mm。每次选用 3~5 穴，每穴可针刺 2~3 下，交替选用。嘱患者当日针孔处勿沾水，火针治疗期间忌食生冷。每周治疗 2~3 次，5 次为 1 个疗程。

五、注意事项

正常情况下遗精是一种生理现象，不必过于惊慌，但当频率较为频繁时，则需要积极调护和治疗。首先应注意心理健康和调适，消除恐惧、紧张和焦虑的心理状态，保持轻松愉快的心情，同时消除杂念，并适当参加体育活动，增强体质；注意平时的日常生活，穿宽松的衣服，睡觉时宜屈膝侧卧位，被褥不宜过厚。饮食上宜多吃些红枣、核桃、荔枝、莲子、葡萄、猕猴桃等，不宜多吃芝麻、茭白、鲜虾、牡蛎肉等。可在家自制食疗方，如芡实粳米粥：芡实粉 60g，粳米 90g。将芡实粉与粳米加水适量，煮熟成粥，随意服食。有健脾补肾涩精之功。此外，还可配合运动疗法，具体如下：半蹲站桩，挺胸塌腰，屈膝半蹲，头部挺直，眼视前方，两臂前平举（意识中好像两手握重物，尽力前伸），两膝在保持姿势不变的情况下，尽力往内夹，使腿部、下腹部及臀部保持高度紧张，持续半分钟后复原。每天早晚各做 1 回，次数自便。

第十节　阳痿

一、概述

阳痿即勃起功能障碍，是临床上最常见的性功能障碍之一。通常是指过去 3 个月中，阴茎持续不能达到和维持足够的勃起以进行满意的性交。其中以功能性阳痿多见，一般认为与精神或心理因素有关。在临床中多表现为在性生活时，男子阴茎痿软无力，不能勃起，或勉强勃起而不坚，临房早泄而随之疲软，或虽然能性交，但不经泄精而自行痿软。

二、病因病机

中医学认为，此病多因房劳纵欲过度、久犯手淫，以致精气虚损，命门火衰，引起阳事不举；或思虑过度，疲惫劳累，损伤心脾，气血两虚；或惊恐伤肾，以致阳痿；亦有湿热下注，宗筋受灼而弛纵者，但为数较少。

西医学认为该病与年龄、心血管疾病、糖尿病、高脂血症及慢性前列腺炎等躯体疾病有关，以及受性伴侣关系，家居状况等心理和环境因素的影响，不良生活习惯、药物等也与该病的发生有关。

三、诊断要点

（1）该病诊断主要依据患者主诉，也可采用书面或表格填写方式，主要内容应包括性功能评估、勃起功能障碍发生诱因、病程长短、严重程度等。

（2）体格检查重点注意生殖系统、第二性征的发育及周围血管、神经系统检查。

（3）实验室检查包括血、尿常规、血生化及下丘脑 – 垂体 – 睾丸性腺轴功能检查，着重检测心脏病、糖尿病、睾酮水平低下和其他相关疾病。

（4）其他检查包括夜间阴茎勃起监测、精神心理测试、阴茎海绵体注射血管活性药物试验、阴茎彩色多普勒超声检查、阴茎海绵体造影术、选择性阴茎动脉血管造影技术、阴茎勃起神经检测等，可辅助诊断疾病。

四、治疗方法

（一）体位

嘱患者取仰卧位或俯卧位，充分暴露施术部位。

（二）取穴

主穴取关元、阴谷、三阴交、肾俞。可根据病情酌加配穴，如肾阳不足加命门，肾阴亏虚加太溪，心脾两虚加心俞、脾俞、足三里。（图 7-10-1~图 7-10-5）

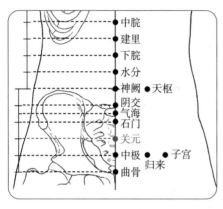

图 7-10-1　关元

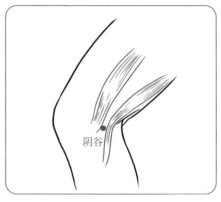

图 7-10-2　阴谷

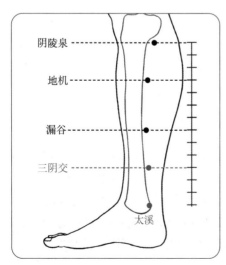

图 7-10-3　三阴交、太溪

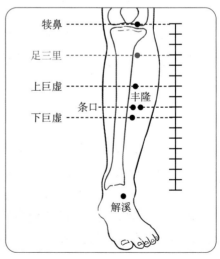

图 7-10-4　足三里

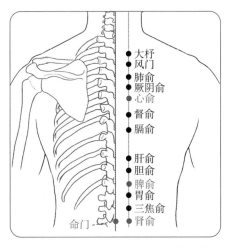

图 7-10-5　心俞、脾俞、肾俞、命门

（三）刺法

穴位常规消毒，选用中粗火针，施术者靠近针刺部位，将针尖烧至白亮，迅速刺入已选定穴位，不留针，迅速出针。腹部及下肢穴位针刺深度为2mm，背部穴位针刺深度为1.5mm。每次选用 3~5 穴，每穴可点刺 2~3 下，交替选用。嘱患者当日针孔处勿沾水，火针治疗期间忌食生冷。每隔 3 日治疗 1 次，5 次为 1 个疗程。

五、注意事项

阳痿是男科疾病中的常见病之一，患者除了正常治疗外，饮食生活中还应该注意哪些方面呢？首先要调整心态，不要讳疾忌医，应积极接受治疗；平时规律性生活，次数不宜过多或过少，且不宜在劳累的时候进行性生活；日常注意休息，保证充足的睡眠，也可在空闲时间多加锻炼，增强身体功能，如慢走运动（每天大约 10km）、深蹲运动、提肛运动、踮脚尖、俯卧撑等等。饮食上可多吃些壮阳食物，如狗头、羊肉、核桃、牛鞭、羊肾等；富含维生素的蔬果，如草莓、大枣等。此外，含锌的食物，如牡蛎、蛋、花生米、猪肉、鸡肉等，含精氨酸的食物，如山药、银杏、鳝鱼、海参、章鱼等，都有助于增强性功能。

第十一节　前列腺增生

一、概述

前列腺增生又叫前列腺肥大，是老年男性的常见疾病，且该病的发病率随年龄递增。此病属于中医学"癃闭"范畴。临床多表现为两类症状，一类是膀胱刺激症状，如尿频、尿急、夜尿增多等；另一类是阻塞尿路产生的梗阻性症状，如排尿困难，尿后余沥不尽，甚至小便点滴不出，小腹憋胀等。

二、病因病机

中医学认为，此病因多为饮食不节，劳倦伤脾，脾虚生湿，湿热互结于下焦，瘀阻经络，则水道不通；或肺有伏热，不能生水，水液气化不利；或情志失调，肝郁气滞，气闭不通；或日久肾气不足，气化无权，而致该病。

西医学认为，该病可能与上皮和间质细胞增殖和细胞凋亡的平衡遭到破坏有关，以及其他相关因素，如雄激素及其与雌激素的相互作用、前列腺间质与腺上皮细胞的相互作用、生长因子、炎症细胞、神经递质及遗传因素等。

三、诊断要点

（1）临床主要表现为早期症状不典型，随着下尿路梗阻加重，症状逐渐明显，包括尿频、尿急及夜尿增多，之后逐渐发展为排尿困难及排尿间断，甚至后期排尿不尽，尿后滴沥，可伴有血尿、膀胱结石等。

（2）查体包括外生殖器检查、直肠指检、局部神经系统检查等。直肠指检可触及增大的前列腺，若有可疑硬结应做穿刺活检，排除前列腺癌的可能。

（3）尿常规、B超检查、残余尿测定、尿流动力学检查、泌尿系造影等可协助诊断。

四、治疗方法

（一）体位

嘱患者仰卧位或俯卧位，充分暴露施术部位。

（二）取穴

曲骨、中极、肾俞、膀胱俞、三阴交。（图 7-11-1~ 图 7-11-3）

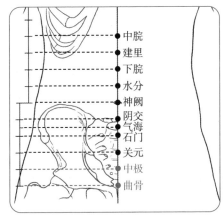

图 7-11-1　曲骨、中极

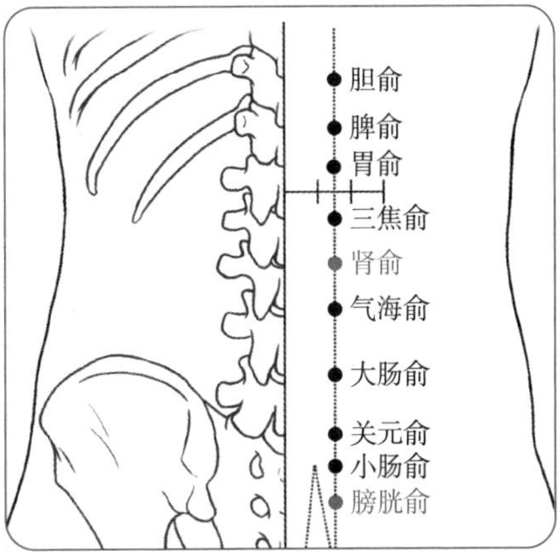

图 7-11-2　肾俞、膀胱俞

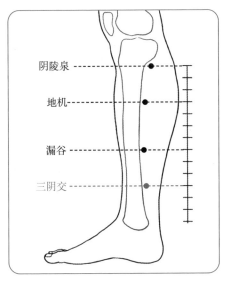

图 7-11-3　三阴交

（三）刺法

穴位常规消毒，选用中粗火针，施术者靠近针刺部位，将针尖烧至白亮，迅速刺入已选定穴位，不留针，迅速出针。腹部及下肢穴位针刺深度为2mm，背部穴位针刺深度为1.5mm。每次选用3~5穴，每穴可点刺2~3下，交替选用。嘱患者当日针孔处勿沾水，火针治疗期间忌食生冷。每周治疗2次，1个月为1个疗程。

五、注意事项

前列腺增生患者在气温寒冷时要做好保暖，预防感冒；适量饮水，不憋尿，避免穿紧身裤；可按摩小腹，点压脐下关元、气海等穴，有助于身体恢复；多锻炼身体，提高抗病能力。饮食方面，忌辛辣食物，如葱、蒜、辣椒等刺激性食物；忌发物，如狗肉、羊肉、鹿肉、韭菜等；尤其注意忌酒，饮酒会诱发前列腺充血，加重疾病。而有些肉类食品，有利尿作用，可供前列腺疾病患者选用，如瘦肉、鸡肉、鸡蛋、白鸭肉、鲤鱼、青鱼、银鱼、黄鱼、鲈鱼等，以及含锌的食物，如牡蛎、牛肉、蛋黄、花生、核桃、葵花子、南瓜子、豆类等；蔬菜可多吃冬瓜、黄瓜、西葫芦、苦瓜、白菜、海带等。此外，可配合食疗，如利尿黄瓜汤：黄瓜1个，瞿麦10g，味精、盐、香油适量。先煎瞿麦，去渣取汁，将药汁重新煮沸，余入黄瓜片，加调料，置冷后即可食用。

第八章

火针治疗皮肤科疾病

第一节 黄褐斑

一、概述

黄褐斑为面部色素沉着性皮肤病，表现为面部黄褐色或灰黑色不规则斑片，不高出皮肤，常对称分布于面颊、鼻两侧及前额下部而呈蝴蝶形。多发于中青年女性，以青春期后、妊娠期妇女多发。可由日照、化妆品、妊娠、过度疲劳、妇科病、肝病、口服避孕药等引起。属于中医学"黧黑斑""面尘""肝斑"等范畴。

二、病因病机

中医学认为，其病因病机与脏腑功能失调有关，可因禀赋不强，肝肾虚损，肾水不能荣华于面，火滞郁结为斑；或肝郁气滞，郁久化热，灼伤阴血，血瘀阻络，致使颜面气血失和、色素沉着而发病；或腠理不密，卫外失固，风邪外侵，客居于肤所致。

西医学认为，内分泌变化是导致本病的主要原因。另外，本病也与遗传因素，日光照射，精神压力过大，妇科病，妊娠，肝肾病，结核病，缺少维生素，化妆品等局部化学物刺激，某些药物如避孕药、磺胺等有关。

三、诊断要点

（1）本病好发于青中年女性，起病为慢性过程。

（2）临床表现为淡褐色或黄褐色斑皮损，边界较清，形状不规则，对称分布于眼眶附近、额部、眉弓、鼻部、两颊、唇及口周等处，无自觉症状及全身不适。受紫外线照晒后颜色加深，常在春夏季加重，秋冬季则减轻。

（3）组织病理学检查显示，损害处基层中黑色素形成活跃，黑素增加，但无黑素细胞的增殖；表皮中色素过度沉着，真皮中噬黑素细胞中也有较多的色素；血管和毛囊周围可有少数淋巴细胞浸润。

四、治疗方法

（一）体位

患者平卧位，嘱其闭双目。

（二）取穴

阿是穴，即面部有斑点处。

（三）刺法

常规消毒，选用细火针，施术者靠近针刺部位，将针尖烧至白亮，快速垂直刺入，速刺不留针，可点刺数下，进针深度为 0.5~1mm，可从边缘向中间点刺。色斑较多者可选择色斑较大的优先治疗，嘱患者当日针孔处勿沾水。每隔 7 日治疗 1 次，5 次为 1 个疗程。

五、注意事项

睡眠与饮食调节对黄褐斑患者很重要，特别是睡眠，保证良好的睡眠习惯，可使皮肤光彩照人，改善色斑。紫外线是皮肤的第一"杀手"，防晒是第一要务，首要是遮盖皮肤或躲避阳光，建议早上 9 点到下午 3 点紫外线强烈的时段少出门。皮肤清洁时要注意选择温和的洗面奶，洗脸时不要过分揉搓，在选择护肤品时建议使用医学护肤品，如含有左旋 C、神经酰胺、亚麻酸及一些植物抗氧化和淡斑的护肤品。饮食方面，猕猴桃、西红柿、柠檬、土豆、卷心菜、冬瓜、丝瓜等各类富含维生素 C 的新鲜蔬果，均具有消退色素的作用。另外，豆制品和动物肝脏等对消除黄褐斑也有一定的辅助作用。

第二节　痤疮

一、概述

痤疮是一种毛囊及皮脂腺的慢性炎症，多发于青春期，临床表现为在面部、胸背部生有散在的或集簇成片的粉刺、丘疹、脓疱、结节、囊肿等皮损，有时可挤压出白色碎米样粉汁，多伴疼痛，易留凹陷瘢痕。中医学称其为"粉刺""肺风疮""面疱"等，俗称"青春痘""暗疮"等。

二、病因病机

中医学认为，热、湿、痰、郁、风为痤疮的主要病理因素，多因平素饮食不节，若嗜食辛辣油腻之物，可湿热内生于肠胃，聚积上蒸；或湿邪凝结成痰，阻滞经络气血运行，而见丘疹结成囊肿、脓疱、结节，热盛肉腐，则结节化脓；或肝气郁结，气血运行不畅，凝聚而成；亦或肺气失宣，感受风热而发病。

西医学认为，痤疮的发病主要与雄激素、皮脂分泌增多、毛囊口上皮过度角化、痤疮短棒菌苗四大原因有关，部分与遗传、免疫障碍等相关，此外，化妆品使用不当堵塞毛囊口、精神因素所致的内分泌紊乱、食物刺激等因素均可成为加重和诱发因素。

三、诊断要点

（1）好发于青年男女的面部及上胸背部，常伴有皮脂溢出。

（2）临床主要表现为白头、黑头粉刺、炎性丘疹、脓疱等多形性皮损，各类型皮损由毛囊不同深度的炎症以及其他继发性反应造成。初起在毛囊口，为圆锥形丘疹，如白头粉刺、黑头粉刺；皮损加重后形成炎症丘疹，亦可演变为脓疱；继续发展形成大小不等暗红色结节或囊肿，挤压时有波动感，经久不愈可化脓，破溃后期形成窦道和瘢痕。

（3）青春期过后，多数可自然减轻和痊愈。

（4）临床易于诊断，通常无需做其他检查。有时需要与酒渣鼻、面部播散性粟粒型狼疮、皮脂腺瘤等鉴别。

四、治疗方法

（一）体位

嘱患者平卧位，充分暴露施术部位。

（二）取穴

阿是穴（即皮损处）、大椎、肺俞、膈俞、尺泽、三阴交。（图 8-2-1~图 8-2-3）

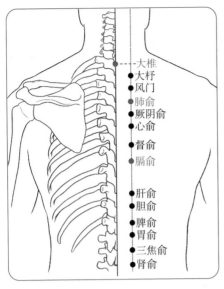

图 8-2-1　大椎、肺俞、膈俞

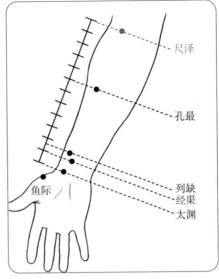

图 8-2-2　尺泽

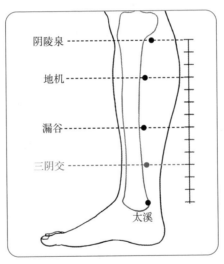

图 8-2-3　三阴交

（三）刺法

先用手触摸痤疮局部，探知病灶深浅。穴位常规消毒，将针尖烧至白亮，未成脓者选用细火针，快速点刺粉刺局部；已成脓选用粗火针，迅速刺脓头，有落空感即可出针，将脓血排尽，用消毒棉签擦拭，切忌挤压；若脓已溃破者，选用中粗火针或中细火针点刺阿是穴，深度以达到病灶基底部为宜。背部穴位可用中粗火针点刺出血，然后配合火罐，使出血少许，留罐 5~10 分钟。术后可用乙醇轻点针刺部位以消毒。嘱患者当日针孔处尽量避免沾水，勿使用护肤品等。每周治疗 1~2 次，5 次为 1 个疗程。

五、注意事项

面对痤疮，很多人如果病急乱投医，则会加重病情。下面有几个错误方法提醒大家注意避免：①滥用外用药如皮炎平等糖皮质激素类药膏。②认为挤压可以排毒，过度挤压会遗留瘢痕，还会加重感染。③洗脸过于频繁，一旦皮肤屏障被破坏，会更易发病。④经常去角质，角质层对皮肤有保护作用，过度清洁会导致皮肤屏障受损，一般每周 1 次为宜。⑤滥用清火药，痤疮的病因不仅仅是体内有热，还可因为痰湿，若过度服用清火药，造成脾胃失调，酿生痰湿，则会加重病情。

那么，生活中如何尽量避免痤疮的发生呢？首先，拒绝高糖食品，各类甜食、高糖的碳水化合物如面包、饼干、蛋糕等可引起痤疮。其次，要科学洗脸，将洗面奶搓揉起泡后再洗脸，水尽量选择温水，不用热水或冷水洗脸，避免刺激皮肤。再次，内分泌失调也会诱发痤疮，因此放松心情，舒缓压力等可减少疾病发生。最后，多吃含锌的食物，如海鱼、瘦肉、蛋类等；还应补充维生素，如奶类、蔬菜、动物肾脏等，这些食物对抗病有积极的食疗作用。

第三节　荨麻疹

一、概述

荨麻疹俗称"风疹块"，是一种过敏性皮肤病，由皮肤、黏膜小血管扩张及渗透性增加而出现局限性水肿反应。临床表现为皮肤突然出现鲜红色或苍白色瘙痒性风团，可稀疏散在，亦可融合成片，瘙痒剧烈，发生迅速，消退亦快，消退后不留痕迹，遇风易发。中医学称其为"风疹块""风瘙瘾疹"等。

二、病因病机

中医学认为，本病多由禀赋不强，气血不足，气虚卫外不固，风邪乘虚侵袭人体，客于肌腠；或因久病气血耗伤，或因劳心伤神，阴血暗耗，血虚生风，复感外邪所致；或情志不遂，郁而化火，火热生风；或饮食失宜，脾胃不和，胃肠积热，郁于肌肤所致。

西医学认为，本病的常见病因有食物及食物添加剂、药物、感染、物理因素（如冷、热、日光、摩擦、压力等）、动物及植物因素、精神因素、遗传因素、内脏和全身性疾病等因素。

三、诊断要点

（1）临床主要特征为皮肤出现风团。突然发作，常先有皮肤瘙痒，随即出现风团，呈鲜红色、苍白色或皮肤色，大小不等、形状不一，边界清楚，少数患者出现水肿性红斑，伴剧烈瘙痒。

（2）发作时间不定，可持续数分钟至数小时，少数可延长至数日后消退，发无定处，退后不留痕迹。

（3）部分患者可伴有恶心、呕吐、头痛、头胀、腹痛、腹泻，还可有发热、关节痛等症，严重者可有胸闷、面色苍白、呼吸困难等全身症状。

（4）部分患者皮肤划痕试验阳性。

四、治疗方法

（一）体位

嘱患者仰卧位或俯卧位，充分暴露施术部位。

（二）取穴

曲池、血海、风市、内庭、合谷、三阴交、膈俞。（图 8-3-1~ 图 8-3-6）

（三）刺法

穴位常规消毒，选用中粗火针，施术者靠近针刺部位，将针尖烧至白亮，快速垂直刺入，速刺不留针。背部穴位针刺深度为 1.5mm，四肢穴位针刺深度为 3mm。每次选用 3~5 穴，每穴可连续针刺 2~3 下，交替选用。嘱患者当日针孔处勿沾水，火针治疗期间忌食生冷。急性荨麻疹患者每日治疗 1 次，慢性荨麻疹患者相隔 1~2 日治疗 1 次。

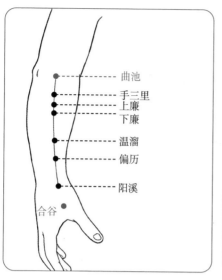

图 8-3-1　曲池、合谷

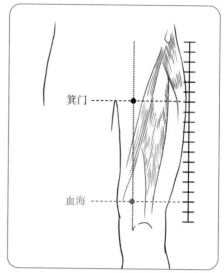

图 8-3-2　血海

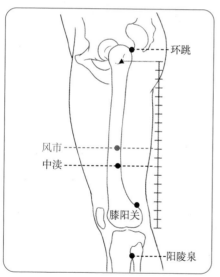

图 8-3-3　风市

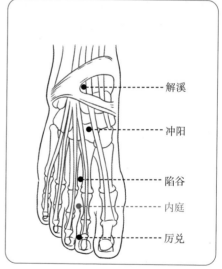

图 8-3-4　内庭

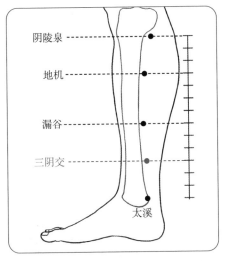

图 8-3-5　三阴交

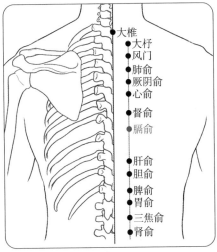

图 8-3-6　膈俞

五、注意事项

　　荨麻疹会造成剧烈瘙痒，严重影响患者生活质量，如何预防荨麻疹呢？患者首先应注意饮食调护，应忌食油炸、辛辣类食物，尽量避免进食鱼虾等海鲜、含有人工色素或防腐剂的罐头、腌制食品、饮料等，易增加人体过敏的概率，诱发荨麻疹；可多吃菠菜、茭白、芹菜、海带、芦笋等，补充纤维素、维生素等，对预防荨麻疹很有效；多吃碱性食物，如葡萄、西红柿、黄瓜、胡萝卜等。平时多休息，勿疲劳，适度运动，保持积极的心态，提高身体抵抗力；注意皮肤卫生，尽量少接触橡胶手套、染发剂、加香料的肥皂和洗涤剂、化纤和羊毛服装等。若为某些疾病的皮肤表现，则应积极治疗原有疾病。

第四节　湿疹

一、概述

　　湿疹是由多种内外因素引起的瘙痒剧烈的一种表皮及浅层真皮炎症疾病，有明确渗出倾向。皮损特点为对称分布，多形损害，剧烈瘙痒，反复发作，易成慢性。本病可发生于全身任何部位、任何年龄、性别，病程长久，反复发作。无明显季节性，但多发于冬季。常据其发病部位而有不同的名称，如生于小腿的称"臁疮"，生于肘窝或腘窝部的称"四弯风"，生于阴囊的称"绣球风"等。此病属中医学"浸淫疮""癣疥"范畴。

二、病因病机

中医学认为，此病多因素体禀赋不足，又喜食辛辣、肥甘、鱼腥发物及生冷之品，湿热蕴结于内，熏蒸于外；或外感风邪，令内外之邪相合，蕴发肌肤；或血中毒热，湿热留恋，湿阻成瘀，致风湿热瘀并重；或久居湿地，令湿邪浸淫；或忧思伤脾，使湿邪内生；或风热伤阴化燥，瘀阻经络，血不营肤或气阴两虚或血虚生燥所致。

西医学认为，湿疹是一种与变态反应有关的过敏性、炎症性皮肤病。其病因复杂，常为内、外因相互作用结果。内因如慢性消化系统疾病、精神紧张、失眠、过度疲劳、情绪变化、内分泌失调、感染、新陈代谢障碍等，外因如生活环境、气候变化、食物等，均可影响湿疹的发生。外界刺激如日光、寒冷、干燥、炎热、热水烫洗以及各种动物皮毛、植物、化妆品、肥皂、人造纤维等，均可诱发湿疹。

三、诊断要点

（1）可急性发病，若治愈不及时可迁延而成慢性湿疹，也可慢性病急性发作。病程长，多有急性或慢性反复发作和渗出史。

（2）临床症状多以剧烈瘙痒为主症，或阵发性发作，遇热或入睡时尤为严重。

（3）查体可见皮疹呈对称、泛发、多形性损害，由红斑、丘疹、水疱集簇成片，有渗出，边界不清，常伴糜烂、结痂、化脓、浸润肥厚、苔藓化等继发改变，有色素沉着、抓痕、点状渗血、鳞屑等。好发于面、耳后、外阴、四肢等处。

（4）一般无需辅助检查。

四、治疗方法

（一）体位

嘱患者仰卧位或俯卧位，充分暴露施术部位。

（二）取穴

阿是穴（即局部皮损处）、曲池、足三里、三阴交、阴陵泉、脾俞、膈俞、血海、大椎、肺俞。（图 8-4-1~ 图 8-4-5）

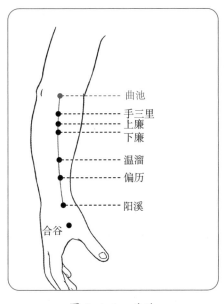

图 8-4-1　曲池

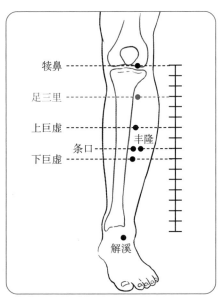

图 8-4-2　足三里

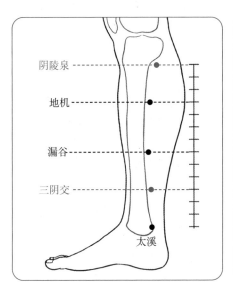

图 8-4-3　三阴交、阴陵泉

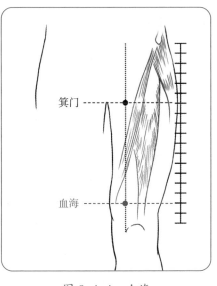

图 8-4-4　血海

第八章　火针治疗皮肤科疾病

249

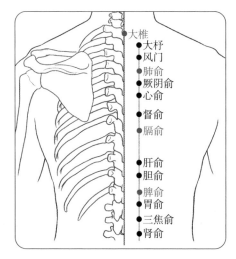

图 8-4-5　大椎、肺俞、膈俞、脾俞

（三）刺法

常规消毒，根据皮损面积，选用中粗火针，将针尖烧至白亮，快速垂直刺入皮损基底部，不留针，迅速出针。面积大者可配合拔罐，放出适量血液；若皮损局部渗出较多或较肥厚，可局部反复多次针刺。每次选用 3~5 穴，每穴可连续针刺 2~3 下，交替选用。嘱患者当日针孔处勿沾水，火针治疗期间忌食生冷。每 3 日治疗 1 次，8 次为 1 个疗程。急性期可隔日治疗 1 次，慢性期可每周 1~2 次。

五、注意事项

湿疹患者在日常生活中应尽量做到"四不要"：一是不要擅自乱用药；二是不要抓挠患处，会导致皮肤病变范围扩大、增厚粗糙和苔藓化，若导致感染还会引发其他疾病；三是不要用肥皂清洗，会加重干燥、瘙痒；四是不要用高温烫，会使皮肤毛细血管扩张，红肿加重，渗液增加，加重病情。饮食方面，应注意避免辛辣刺激的食物，如辣椒、浓茶、咖啡等；避免容易过敏的食物，如海鲜、奶制品、豆制品、花生、腰果等坚果类、食物添加剂和防腐剂等；应以清淡饮食为主，少加盐加糖，多吃清热利湿的食物，如绿豆、赤小豆、苋菜、荠菜、马齿苋、冬瓜等；多吃富含维生素和矿物质的食物，如胡萝卜、菠菜、土豆、柠檬、西红柿等，可均衡身体营养吸收，增强身体和皮肤的抵抗力，有助于皮肤自我修复。

第五节　带状疱疹

一、概述

带状疱疹是由水痘－带状疱疹病毒引起的急性疱疹性皮肤病。主要临床表现为成簇水疱沿身体一侧的周围神经作群集带状分布，排列宛如蛇行，如绿豆或黄豆大小，疱液浑浊或黄色，周围有红晕，且疼痛剧烈，易发生后遗神经痛。本病多发于成年人及老年人，可发生于身体各个部位，但多分布在胸、腰部。该病一年四季均可发病，以夏、秋、冬三季发病为多。中医学称之为"缠腰龙""缠腰火丹""蛇丹""蛇串疮""蜘蛛疮""缠腰疮"等。

二、病因病机

中医学认为，此病多因肝胆火旺或七情不遂，肝经气郁生火，循经上扰；或腠理不密，卫外失固，毒邪外袭，蕴久化毒，郁于皮肤；或因脾湿郁久，湿热内蕴，外感毒邪而发病。

西医学认为，本病由感染水痘－带状疱疹病毒引起，病毒可长期潜伏于脊髓后根神经或颅神经感觉神经节内，当机体受到某种刺激（如创伤、疲劳或病后虚弱等）导致机体抵抗力下降时，潜伏病毒被激活而发病。

三、诊断要点

（1）发疹前可有轻度乏力、低热、纳差等全身症状，患处皮肤自觉灼热或灼痛，触之有明显的痛觉敏感，持续 1~3 天，亦可无前驱症状即发疹。

（2）好发部位依次为肋间神经、颈神经、三叉神经和腰骶神经支配区域，亦可在眼、耳等特殊部位发作。皮损沿某一周围神经呈带状排列，多发生在身体一侧，一般不超过正中线。

（3）临床主要表现为初起首先为潮红斑，很快局部出现粟粒至黄豆大小丘疹，簇状分布而不融合，继而发为水疱，疱壁紧张发亮，疱液澄清，基底色红，各簇水疱群间皮肤正常。严重者，皮损可表现为出血性，或可见坏疽性损害。自觉疼痛明显，可伴局部淋巴结肿大。

（4）疱底刮取物涂片可找到多核巨细胞和核内包涵体有助于诊断，PCR检测水痘－带状疱疹病毒（VZV）DNA 和病毒培养可作为确诊依据。

四、治疗方法

（一）体位

嘱患者取仰卧位或俯卧位，充分暴露施术部位。

（二）取穴

主穴取阿是穴、丘墟、外关，可根据病情酌加配穴，如肝经郁热加太冲、期门；脾虚湿蕴加三阴交、阴陵泉；气滞血瘀加膻中、膈俞、血海。（图 8-5-1~ 图 8-5-8 ）

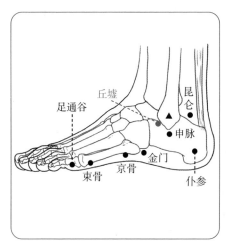

图 8-5-1　丘墟

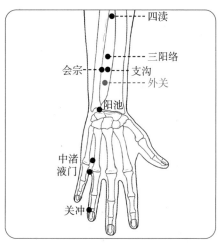

图 8-5-2　外关

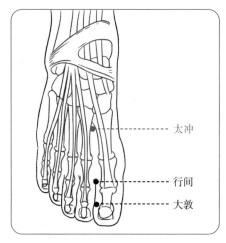

图 8-5-3　太冲

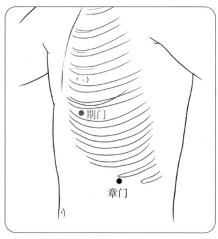

图 8-5-4　期门

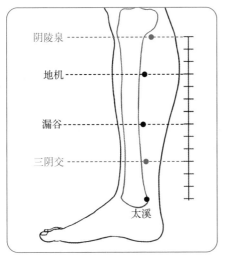

图 8-5-5　三阴交、阴陵泉

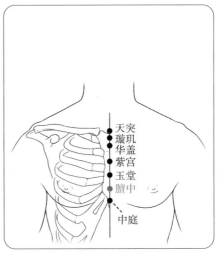

图 8-5-6　膻中

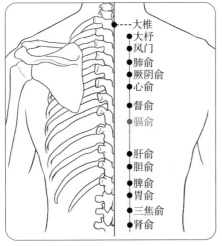

图 8-5-7　膈俞

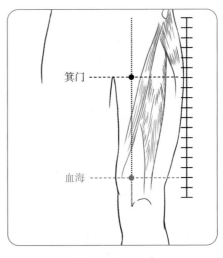

图 8-5-8　血海

（三）刺法

穴位常规消毒，选用中粗火针，将针尖烧至白亮，快速垂直刺入选定部位，一般选疼痛点和皮损处，由四周向中间或由两头向中间，针刺深度为 2~3mm，每穴点刺 2~3 下，速刺不留针。点刺疱疹时以刚深入疱内为度，点刺后用消毒棉签轻轻排尽疱液，可配合拔火罐。其余穴可选用细火针点刺 2~3 次，嘱患者当日针孔勿沾水，火针治疗期间忌食生冷辛辣。隔日治疗 1 次，5 次为 1 个疗程。

五、注意事项

带状疱疹神经痛明显，除正常火针治疗之外，可配合一些中药止痛，如止痛如神汤就是一味良药。组方包括秦艽、桃仁、皂角刺、苍术、防风、黄柏、当归尾、泽泻、槟榔、熟大黄，可清热利湿、活血化瘀，起到消肿止痛之效。日常生活中可穿宽大衣裤，防止衣服过小摩擦患处增加疼痛，也可遵照医嘱应用一些神经营养药。饮食上忌食辛辣温热食物，如烟酒、生姜、辣椒、羊肉及煎炸食物等；忌食发物，如鱼类、韭菜、香菜、香椿等；少吃肥甘厚腻的食物，如肥肉、奶糖、牛奶等；酸涩收敛之品如豌豆、石榴、菠菜等，也不能吃，否则会加重病情。可多吃些柠檬、西瓜、橙子等新鲜蔬果，保证清淡饮食，有利于疾病康复。

第六节　扁平疣

一、概述

扁平疣是一种肤生疣赘、表面呈扁平状丘疹为特征的皮肤病。好发于青少年的颜面、手背、前臂，典型表现为米粒至黄豆大小，淡褐色或肤色，呈扁平状。表面光滑而发亮，数目少则数个，多则上百个，或密集或散在，一般无自觉症状，偶觉瘙痒。多可自行消退，少数患者可复发。严重时影响皮肤和面容美观。一些患者病程长，皮损范围较大，治疗困难。中医学称之为"千日疮""扁瘊""疣目"等。

二、病因病机

中医学认为，此病多因禀赋不强，腠理不密，卫外失固，复感热邪，凝聚肌肤而成；或风热毒邪，侵袭肌肤，蕴结体表，气血壅滞，凝聚成疣；亦或怒动肝火，或因血虚肝失所养，以致肝失疏泄，气血凝滞，津液不布，结聚肌肤而成。

西医学认为，扁平疣由人乳头状瘤病毒（HPV）感染引起，多由HPV-3 型所致，可因患者机体免疫力下降而产生。

三、诊断要点

（1）好发于青少年，可突然起病。

（2）皮损为米粒至黄豆大小的皮色或淡褐色扁平隆起性小丘疹，呈圆形、椭圆形或不规则的多边形，表面光滑，质地硬，边界清楚，一般无自觉症状，偶有微痒。多骤然出现，散在或密集，也可能融合成小片。好发于颜面、手背及前臂皮肤，搔抓后皮损可呈串珠状排列。可自行消退、亦可复发。

（3）病毒诊断靠病毒分离、直接镜检和血清学抗体测定。组织病理学表现有颗粒层、棘层上部细胞空泡化和电镜下核内病毒颗粒特征，表皮网篮状角化过度伴角化不全，棘层肥厚，表皮上部可见较多空泡细胞，细胞核嗜碱性，颗粒层均匀肥厚。

四、治疗方法

（一）体位

根据治疗需要选择坐位、仰卧位或俯卧位，充分暴露施术部位。

（二）取穴

阿是穴（扁平疣体）。

（三）刺法

常规消毒，选用总粗火针，施术者靠近针刺部位，将针尖烧至白亮，快速刺入已选定疣体，深度以刺至疣体基底部为宜，不留针，迅速出针。若疣体较大可反复针刺 2~3 次，直至疣体脱出；若疣体较多则选择最先发的疣体进行点刺治疗，以除其根源。嘱患者当日针孔勿沾水，每周治疗 2~3 次。

五、注意事项

扁平疣患者应做好以下几点：一是不宜搔抓或抠剥疣体，因扁平疣是病毒感染性疾病，如果搔抓可导致自身接种，顺着抓痕方向扩散。二是避免进行创伤性治疗，因为只能去除表面疣体，不能消灭病毒，很容易再次感染。三是应注意个人卫生防护，不与他人共用清洁用品，防止交叉感染。

四是饮食上应忌烟酒刺激性食物，不宜吃直接与炭火接触的食物，少吃动物油和肥肉，少吃腌制食物，少吃鱼、虾、蟹、葱、蒜、辣椒、韭菜等发物；均衡饮食，以主食为主，多吃新鲜水果和蔬菜；可适当补充 B 族维生素和矿物质，如谷类食品。五是尽量保持愉快的心情，增强自身免疫力，保证规律的生活。

第七节　神经性皮炎

一、概述

神经性皮炎，是一种常见的慢性皮肤神经功能障碍性皮肤病，以皮肤肥厚、皮沟加深、苔藓样改变和阵发性剧烈瘙痒为特征，具有顽固性和复发性的特点，且夜间瘙痒加重。本病多累及中青年人，好发于裸露部位。中医学称其为"牛皮癣"或"顽癣"。

二、病因病机

中医学认为，本病的发生多因心绪烦忧，情志郁闷，内生心火，心火亢盛，伏于营血，令血热生风，又外感风邪，风热搏结于肌肤而发；或风盛而致血燥，或病久伤阴耗血，营血失和，生风生燥，肌肤失养而致皮肤肥厚，呈苔藓化。

西医学认为，本病可能与神经精神因素（如情绪波动、过度紧张、焦虑不安等）、胃肠功能障碍、内分泌系统失调、体内慢性病灶感染、饮食、局部刺激（如搔抓、慢性摩擦、化学物质刺激）等相关。

三、诊断要点

（1）本病为慢性疾病，病程较长，症状时轻时重，常数年不愈，发展及扩大到一定程度后就长期不变，也有的在数周内自行消退而不留任何痕迹，但容易反复发作。

（2）临床主要表现为初期仅有瘙痒感，而无原发皮损，由于搔抓及摩擦，皮肤逐渐出现粟粒至绿豆大小的扁平丘疹，圆形或多角形，坚硬而有光泽，呈淡红、深红、淡褐色或为正常肤色，表面可覆有少量糠秕状鳞屑，久之皮损渐融合扩大，形成苔藓样变，表现为皮纹加深、皮嵴隆起，皮损变为暗褐色，干燥、有细碎脱屑。斑片样皮损边界清楚，边缘可有小的扁平丘疹。皮损斑片的数目不定，可单发或泛发周身，大小不等，形状不一。自觉阵发性瘙痒，常于局部刺激、精神烦躁时加剧，夜间明显。

（3）本病中青年多见，好发于颈项、上眼睑处，也常发生于双肘伸侧、腰骶部、小腿、二阴等易搔抓部位，皮肤干燥。多局限一处或两侧对称分布。

四、治疗方法

（一）体位

嘱患者取舒适体位，充分暴露施术部位。

（二）取穴

主穴取阿是穴（即皮损处）、肺俞、膈俞、心俞。可根据病情酌加配穴，如风热加合谷、外关、大椎；肝郁加肝俞、行间；血虚风燥加风市、三阴交、血海。（图8-7-1~图8-7-7）

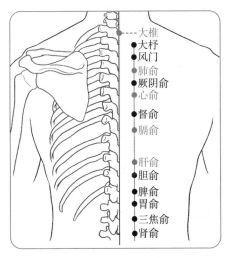

图 8-7-1　大椎、肺俞、膈俞、
心俞、肝俞

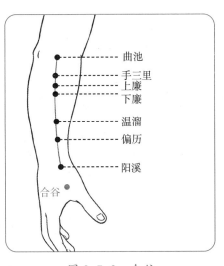

图 8-7-2　合谷

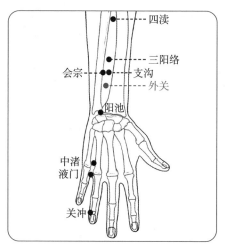

图 8-7-3　外关

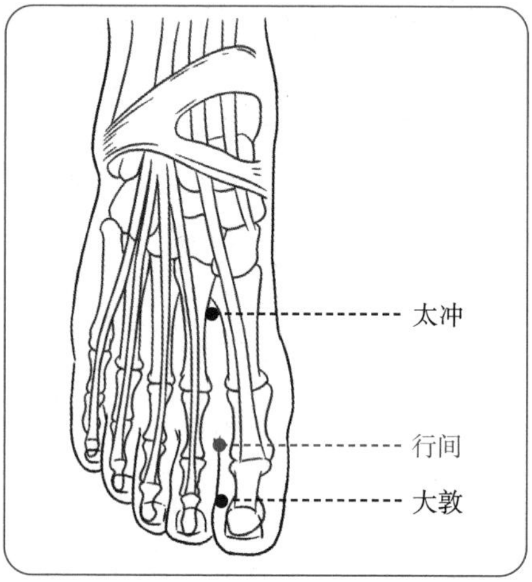

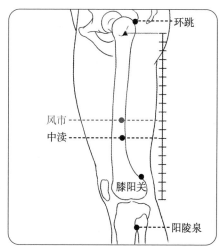

图 8-7-4　行间

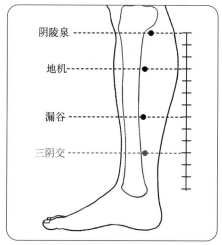

图 8-7-5　风市

图 8-7-6　三阴交

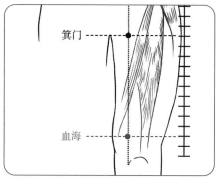

图 8-7-7　血海

（三）刺法

常规消毒，针刺阿是穴及主穴选用中粗火针，其余配穴选用细火针，施术者靠近针刺部位，将针尖烧至白亮，快速垂直刺入选定穴位，点刺不留针。皮损处可用火针连续密刺，深度以达到皮损基底处为宜，一般为3~5mm，使出血少许，可配合拔火罐。配穴选用细火针，每次选用3~5穴，每穴点刺2~3下，深度为1~2mm，交替使用。嘱患者当日针孔处勿沾水，3日治疗1次，5次为1个疗程。

五、注意事项

神经性皮炎是一个慢性病，在积极治疗的同时，需要配合日常养护。患者应注意忌用手搔抓或热水烫洗，不宜穿过硬的衣服，以免刺激皮肤；宜用温水做局部清洗，阻断感染因素，同时不用油脂性护肤品和化妆品等。本病与神经精神因素密切相关，因此患者要保持乐观，防止情绪过激，特别注意避免过度紧张、焦虑，保持规律的生活习惯，劳逸结合。在饮食上，宜多吃水果和蔬菜，清淡饮食，忌辛辣刺激食物，如酒、辣椒、蒜、葱、羊肉等；忌食发物，如海鲜、狗肉、韭菜、香菜等；忌食各种补气补血之品，以防助热生风，加重病情。

第八节　白癜风

一、概述

白癜风是一种常见的后天性色素性皮肤黏膜病，肤色深的人群比肤色浅的发病率高。表现为局限性或泛发性皮肤黏膜色素完全脱失，皮损内毛发变白，无任何自觉症状。可发生在身体任何部位，但多见于面、颈、手背及躯干，男女患病率无明显差别，任何年龄均可发病，以青壮年居多。中医学称之为"白驳风""斑白""白癜"等。

二、病因病机

中医学认为，本病多由腠理不密，卫外失固，感受风邪侵袭，闭阻经络，气血失和；或七情内伤，肝气郁结，气血运行不畅，以致局部肌肤失养；或久病阴液暗耗，以致肝肾阴血不能滋养皮肤，血虚生风，酿成白斑。

西医学认为，本病病因尚不明确，综合认为是具有遗传素质的个体在多种内、外因素的激发下，出现免疫功能、神经精神及内分泌、代谢等多方面的功能紊乱，导致黑色素形成系统抑制或黑色素破坏，从而造成黑色素减退或消失而形成的。

三、诊断要点

（1）临床主要表现为皮损初发时一片或几片色素减退斑，常为乳白色，也可为浅粉色，境界不清，表面光滑无皮疹；而后逐渐扩大为边界清楚的色素脱失斑，呈乳白色，白斑内毛发正常或变白。白斑大小不一，数目不定，周围皮肤颜色加深，斑内可有岛状褐色斑点，无任何自觉症状。

（2）身体各处均可出现白斑，常见于指背、腕、前臂、颜面、颈项及生殖器周围等。

（3）组织病理学检查显示，活动期皮损内黑素细胞密度降低，周围黑素细胞异常增大；后期脱色皮损内无黑素细胞，基底层往往完全缺乏多巴染色阳性的黑素细胞。真皮浅层可有淋巴细胞浸润。

四、治疗方法

（一）体位

嘱患者取舒适体位，充分暴露施术部位。

（二）取穴

主穴取阿是穴（即白斑处）。可配合曲池、血海、膈俞、三阴交、太冲、肝俞、肾俞。（图 8-8-1~ 图 8-8-5）

（三）刺法

常规消毒，选用中粗火针，施术者靠近针刺部位，将针尖烧至白亮，快速点刺白斑中心和边缘处，以患部布满针点为宜，但不宜过于靠近，一般间隔 1cm 左右。配穴每次选用 3~5 穴，每穴点刺 2~3 下，交替使用。嘱患者当日针孔勿沾水，隔日 1 次，治疗 2 次后，待结痂脱落再进行下一次治疗，一般 10 次为 1 个疗程，直至白色皮损全部消失。

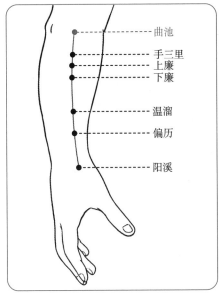

图 8-8-1　曲池

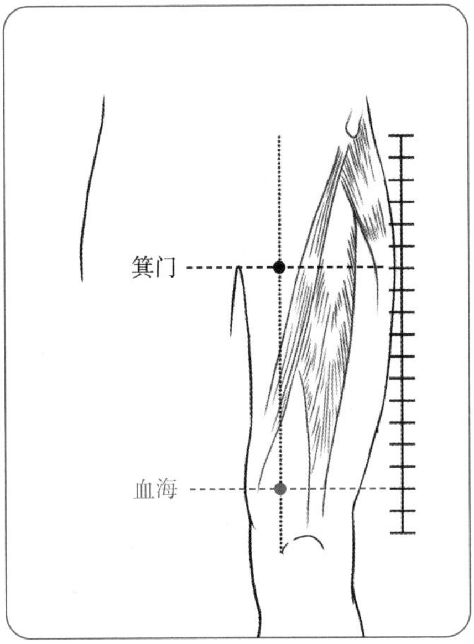

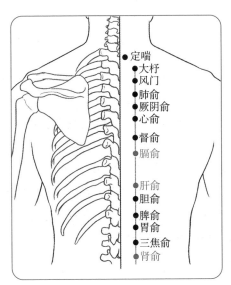

图 8-8-2　血海

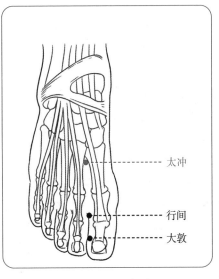

图 8-8-3　膈俞、肝俞、肾俞

图 8-8-4　太冲

第八章　火针治疗皮肤科疾病

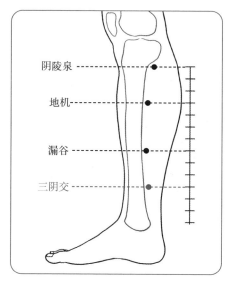

图 8-8-5　三阴交

五、注意事项

　　白癜风虽无明显自觉症状，但因其长在身体暴露部位，有碍美观，因此影响人们的生活质量。那么日常生活中除积极治疗外，还需注意哪些呢？首先，合理饮食尤为重要，维生素 C 不利于黑色素形成，因此应少吃富含维生素 C 的蔬菜和水果，如鲜橘、猕猴桃、草莓、西红柿、葡萄等；宜多吃抗氧化的蔬果，如菠菜、花椰菜、胡萝卜、土豆等；还应避免食用含有谷胱甘肽的食物，如洋葱、鱼、虾、羊肉、辣椒等，忌烟酒；可多吃含酪氨酸酶和铜、锌、铁等物质的食物，如动物肝脏、瘦肉、蛋类、豆类等，有利于皮肤表面黑色素形成。其次，要控制好晒太阳的度，过强的紫外线会抑制黑色素代谢，因此应避免太阳暴晒。再次，保持良好的心态，积极参加体育锻炼，提高机体免疫力，有利于疾病康复。